CLINIQUE

MÉDICALE

DE L'HOTEL-DIEU DE ROUEN.

CLINIQUE

MÉDICALE

DE L'HOTEL-DIEU DE ROUEN,

PRÉCÉDÉE

Du Rapport fait à l'Académie Royale de Médecine par MM. Bourdois, Kergaradec et Double.

PAR M. HELLIS,

Médecin adjoint de l'Hôtel-Dieu, Professeur de Pathologie interne; Membre de l'Académie Royale des Sciences de Rouen, de la Société Royale académique des Sciences, et de la Société linnéenne médicale de Paris; Associé de la Société académique de Médecine de Marseille et de la Société linnéenne d'émulation de Bordeaux, etc.

PREMIÈRE ANNÉE.

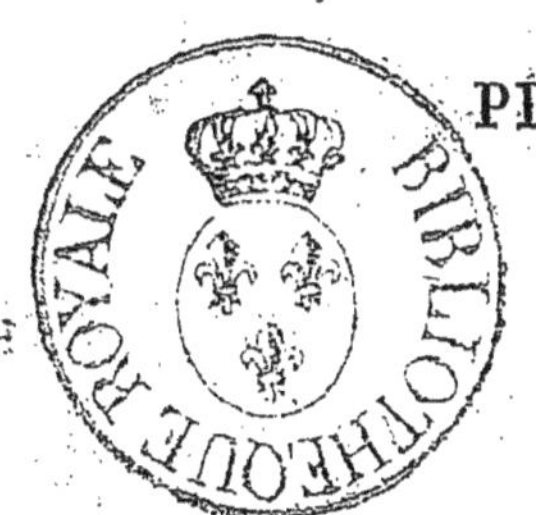

A PARIS,

CHEZ GABON ET CIE., LIBRAIRES,

RUE DE L'ÉCOLE DE MÉDECINE, N°. 10;

ET A MONTPELLIER, CHEZ LES MÊMES, GRAND RUE.

1826.

A

MM. LES MEMBRES

Composant la Commission administrative des Hospices de la ville de Rouen.

Leur respectueux serviteur,

HELLIS, D. M. P.

RAPPORT

FAIT

A L'ACADÉMIE ROYALE DE MÉDECINE,

DANS SA SÉANCE DU 9 AOUT 1825,

Par une Commission composée de MM. les D[rs]. Bourdois, Kergaradec et Double,

Sur l'Ouvrage de M. le Docteur Hellis, intitulé : *Observations médicales recueillie à l'Hôtel-Dieu de Rouen en 1824.*

Monsieur le docteur Hellis, Médecin adjoint de l'Hôtel-Dieu de Rouen, adresse à l'Académie Royale de Médecine un manuscrit assez volumineux (250 pages environ, grand in-4°.), ayant pour titre : *Observations médicales recueillies à l'Hôtel-Dieu de Rouen pendant l'année 1824.*

Avant d'entrer dans les détails de l'analyse de cet ouvrage, sur lequel nous avons à cœur de fixer l'attention de l'Académie, nous en ferons d'abord connaître le plan et le but, la méthode et l'esprit.

Nous aurons facilement rempli cette première tâche vis-à-vis de la Section, si nos honorables collègues veulent reporter un instant leurs souvenirs sur les meilleures constitutions médicales que possèdent les annales de la science; s'ils cherchent à se remettre en mémoire ceux de ces travaux qu'ils ont si souvent proclamés classiques.

On aura pris, en effet, une opinion générale, une idée suffisante de l'ouvrage de M. Hellis, si l'on parcourt, en pensée seulement, les observations si naïves, si vraies, quoique un peu trop concises, renfermées dans les Épidémies d'Hippocrate, et notamment dans le premier et dans le troisième livre des Épidémies : si l'on songe aux constitutions épidémiques de Sydenham, dans lesquelles cependant les faits particuliers sont un peu rares ; défaut impardonnable sans doute à l'époque où Sydenham écrivait, car les faits particuliers, ces matériaux obligés, ces fondemens inébranlables de la science, doivent se trouver en d'autant plus grand nombre et deviennent d'autant plus nécessaires que l'on se rapproche davantage des premiers temps de l'art : si l'on pense aux constitutions régnantes décrites par Huxham, dans lesquelles toutefois le vice reproché à Sydenham se montre plus sensible encore : si l'on rappelle à son attention la belle collection des médecins de Bresslaw, où l'on découvre de précieux résultats de thérapeutique spéciale : si l'on se ressouvient des Années médicales de Storcti, dans lesquelles de nombreuses ouvertures de cadavres, faites avec assez de soin, agrandissent et complètent l'instruction attachée à ce genre de travaux : si l'on ouvre enfin les trois grands *ratio medendi* sortis de l'école mère des cliniques, celui de De Haen, où, à côté de la doctrine d'Hippocrate, on retrouve dans tous ses applications, et aussi peut-être avec quelques abus tous les effets de la saignée ; celui de Stoll, qui, non moins hippocratique, présente avec de blâmables extensions de doctrine et d'applications de théorie et de pratique l'effet de l'émétique dans presque toutes les circonstances où il est possible d'employer ce remède; enfin le *ratio medendi* de Hilrenbrandt, qui, moins connu et moins cité que celui de ses deux prédécesseurs, appartient davantage à la doctrine éclectique, autant par ses considérations théoriques que par ses applications cliniques; qui contient d'ailleurs un plus grand nombre d'ouvertures de cadavres, et dans lequel on lit l'annonce positive aussi bien que les matériaux immédiats du beau Traité du typhus contagieux, publié plus tard par le même auteur.

C'est surtout à l'école de ce dernier observateur des constitutions médicales qu'appartient le travail dont nous avons à rendre compte.

Placé à la tête d'un des plus beaux hôpitaux du royaume, M. Hellis a su faire tourner cette position au profit de la science. Ce théâtre, qui suffisait pour lui servir et d'inspiration et d'encouragement, offrait de plus l'avantage de prêter peu aux dispositions de l'imagination. « Ce n'est point, dit M. Hellis, dans un hôpital de province, où, loin du grand jour, on n'a ni élèves à enflammer, ni doctrine à produire, que l'on songe à faire des prosélytes. »

Aussi l'auteur reste-t-il étranger à toutes les théories : sagement retenu dans les justes bornes de la clinique, il n'a voulu ni attaquer ni défendre aucune doctrine ; il s'est contenté de la nue exposition des faits, qu'il a présentés d'ailleurs avec tous les développemens qui leur appartiennent, environnés de toute l'instruction que leur rapprochement présente; et, dans cette heureuse direction, autant il se montre libéral quand il s'agit de rapporter des faits, autant, au contraire, il devient réservé en matière de réflexions.

Après avoir fait connaître succinctement l'état du ciel et les principaux changemens survenus dans l'atmosphère pendant chaque mois en particulier, il énonce aussi mois par mois les maladies aiguës et chroniques les plus fréquentes, leurs symptômes caractéristiques, leur marche, leurs terminaisons, et le traitement qu'il a mis en usage. Il rapporte en entier les faits les plus saillans ; et, lorsqu'il en a vu un grand nombre d'analogues, ne pouvant pas, ne voulant pas les citer tous, il choisit de préférence ceux qui se sont terminés par la mort ; profitant ainsi de toutes les malheureuses circonstances pour compléter à l'instruire de la maladie par la connaissance des désordres que révèle l'ouverture des corps.

Après avoir décrit mois par mois d'abord, et ensuite saison par saison, les maladies qui leur appartiennent plus spécialement, de la même manière que le voyageur, par exemple, fait connaître successivement les sites et les productions des diverses contrées qu'il parcourt, M. Hellis jette un coup-d'œil général sur les maladies qu'il a observées ; et, en les comparant aux circonstances qui en ont amené le développement, il discute les méthodes de traitement qu'il a mises en usage.

L'auteur a bien connu, et il nous paraît avoir sagement apprécié l'action diffusible de l'émétique administré dans le principe de certaines affections. Sous l'influence de ce moyen, il a vu se dissiper assez promptement ces irritations particulières, ces concentrations vicieuses de mouvemens qui se présentent dans la formation d'un grand nombre de maladies, et qui souvent constituent à elles seules la maladie toute entière.

M. Hellis a constamment fait administrer l'émétique aux doses modérées dont l'expérience de plus d'un siècle a constaté les bons effets. Sur quarante-sept pneumonies ou pleurésies, même graves, on en trouve quarante-deux qui ont assez promptement cédé à cette méthode. Pourquoi donc alors s'exposerait-on aux inconvéniens, soit immédiats, soit consécutifs, que peuvent produire des doses étrangement élevées d'émétique? pourquoi seulement courir le risque de l'effroi qu'elles causent?

Il a su également recourir à la saignée lorsque les circonstances l'exigeaient, et il a heureusement distingué les indications spéciales des diverses émissions sanguines, qu'il a faites, générales ou locales, selon les occurrences; ainsi, par exemple, au printemps, encore que cette saison mal prononcée et peu franche se confondît avec l'hiver, les maladies cependant présentaient bien davantage le caractère inflammatoire, et les saignées devinrent plus fréquemment nécessaires. Dirons-nous ici que plusieurs fois, en méditant les faits particuliers rapportés par M. Hellis, même ceux qui ont été suivis de guérison, nous avons regretté que la saignée générale n'ait pas plus souvent précédé les saignées locales : c'est pour nous un point de doctrine arrêté, que dans un grand nombre de cas pathologiques la saignée générale prélude avec avantage aux saignées locales, dont on étend et dont on assure ainsi les heureux effets.

Les méditations des épidémies, l'étude des constitutions médicales, que l'on ne recommande peut-être pas assez de nos jours aux élèves, présentent cependant de grandes ressources pour l'instruction. Ce n'est qu'après en avoir fait l'essai, que les jeunes médecins, qui entrent dans la carrière de la pratique, pourront connaître tous les avantages qu'on en retire.

Sans doute il est peu de maladies qui ne soient susceptibles de se développer dans toutes les saisons : toutefois certaines affections germent plus particulièrement sous l'influence de telle ou telle constitution atmosphérique; et sans parler de tous les avantages que l'étude des constitutions médicales offre à la médecine prophylactique pour prévenir un mal dont on est averti d'avance, il y a encore, sous le rapport de la thérapeutique proprement dit, d'immenses avantages à considérer ainsi les maladies par groupes épidémiques. C'est surtout à l'aide de semblables études que l'on parvient à répandre la vive lumière des savantes méthodes analytiques sur l'enseignement clinique, où les démonstrations se composent peut-être trop exclusivement de faits isolés. Les observations brèves, les faits épars sont bien les matériaux essentiels de la science; mais ils ne la constituent pas. Des monceaux de pierres tirées de leur carrière ne forment pas un édifice, il manque surtout le génie qui doit les réunir en assises, et la science qui en calcule la coupe.

Le fait d'une épidémie ou d'une constitution médicale est lui-même la réunion naturelle et le rapprochement nécessaire d'un certain nombre de faits isolés : mais ici il y a déjà de la part de l'observateur des calculs faits, des comparaisons établies, des analogies posées, des conséquences déduites ; en un mot, les simples perceptions des sens ont été soumises à toutes les fidèles opérations des hautes facultés intellectuelles. Heureuse prérogative de l'esprit, qui anoblit la race humaine et constate son immense suprématie, de la même manière que le degré de perfection de ces facultés, parmi les individus, donne la seule supériorité réelle dont l'homme civilisé puisse tirer avantage auprès de ses semblables!

Mais pour généraliser ainsi ses idées, il faut, avec beaucoup de savoir, une grande force de logique et une extrême circonspection, si l'on ne veut pas s'exposer à être jeté dans le vague, à tomber dans ses assertions hasardées.

Nous adresserons à ce sujet un seul reproche à M. Hellis ; c'est à l'égard de la fièvre pétéchiale et de la fièvre miliaire. Dans la plupart des cas graves que l'auteur a eu l'occasion de recueillir à sa clinique, il a très-souvent vu les éruptions miliaires ou pétéchiales se présenter à l'état symptomatique; souvent aussi sous ses yeux ces deux éruptions se sont succédé et remplacées alternativement sur le même malade, sans que la maladie ait changé de nature. M. Hellis conclut de là que ces deux éruptions n'existent qu'à l'état symptomatique.

Une telle assertion, reproduite déjà plusieurs fois dans l'histoire de la science, née d'ailleurs, dans le Mémoire de M. le docteur Hellis, de conclusions qui nous paraissent peu rigoureusement déduites, et qui ne se trouve appuyée d'ailleurs que sur des preuves insuffisantes, ne saurait détruire les faits d'épidémies de fièvres pétéchiales et miliaires essentielles observées à diverses époques par Hoffmann en Allemagne, par Damilani en Piémont, par Duncan à Londres, par Borrieri en Italie, par Leroy, par le docteur Gastellier et par beaucoup d'autres en France.

M. le docteur Hellis fait connaître avec beaucoup de détails, à la fin de son Mémoire, les inconvéniens qui résultent des filatures de coton pour les ouvriers attachés aux ateliers de ces filatures. Les moyens mécaniques à l'aide desquels on a, de nos jours, cherché à remplacer les forces vivantes par l'emploi des forces mortes, n'ont pas détruit ces inconvéniens, mais les ont réellement diminués beaucoup, puisqu'il suffit d'un seul individu pour mettre en toute valeur une machine qui, dans le même espace de temps, fait, avec autant d'exactitude et de perfection, l'ouvrage de vingt-cinq personnes.

Ces importantes découvertes de la mécanique, qui sont dues aux impulsions industrielles de notre siècle, et dont l'économie politique a déjà constaté les avantages, n'avaient pas encore été envisagées sous le rapport de leur application à l'hygiène publique. On lira avec plaisir, dans le travail de M. le docteur Hellis, le résultat de ses observations sur cette matière.

Pour ne rien retenir des réflexions et des jugemens que nous a suggérés la lecture de ce travail, dirons-nous que, quant à la rédaction, il laisse peut-être quelque chose à désirer. Pendant long-temps les médecins ont été en France, de tous les corps de la société, celui qui jouissait de la réputation de parler plus purement et d'écrire plus correctement le latin, alors leur langue usuelle : pourquoi ne s'attacheraient-ils pas à mériter de semblables éloges aujourd'hui qu'ils n'écrivent guère que dans leur langue maternelle ? (1)

CONCLUSIONS.

Les commissaires de la Section, MM. Bourdois, Kergaradec et Double, estiment que le travail de M. Hellis sera placé avec avantage dans le volume des Mémoires actuellement sous presse ; en conséquence, ils proposent de renvoyer le manuscrit à la commission de publication : ils votent une lettre de remer-

(1) Lorsque j'offris ce travail à l'Académie Royale de Médecine, il était loin de ma pensée de le livrer à l'impression. Elle l'en a jugé digne : c'est sous ces auspices que je le présente. J'ai fait disparaître, autant que j'ai pu, les négligences inséparables de la rapidité d'une première rédaction, en sacrifiant pourtant l'élégance à la clarté. J'ai supprimé à l'impression ce qui avait trait aux effets des filatures sur la santé des ouvriers qu'elles emploient. Ce morceau, tout-à-fait étranger au reste de l'ouvrage, n'avait été placé là que pour prendre date de l'époque de mes recherches sur ce point, ayant intention de donner, par la suite, plus de développemens à cet important sujet.

ciement à l'auteur, et proposent de placer son nom, avec de particulières annotations, sur la liste des candidats aux places d'associés correspondans de l'Académie :

Ces conclusions sont adoptées.

Le secrétaire perpétuel de l'Académie royale de Médecine certifie que ce Rapport est extrait du procès-verbal de la séance de la Section de Médecine du 9 août 1825. (1)

E. Pariset.

Paris, le 16 novembre 1825.

(1) Extrait des Réglemens, art. 33 : « Les copies et les » extraits peuvent être délivrés aux parties intéressées, lorsque » l'Académie le juge convenable, mais sous la condition expresse qu'il n'y sera fait d'addition, altération ou changement » d'aucun genre. »

INTRODUCTION.

« Le premier soin d'un médecin, dès son arrivée dans une ville qui lui est inconnue, dit le Père de la Médecine, doit être d'en bien examiner la situation et l'exposition par rapport aux vents et au lever du soleil. Il doit ensuite connaître la nature particulière des eaux dont on fait usage, savoir si elles sont marécageuses, molles ou dures; si elles sourdent dans des lieux élevés et des rochers, ou si elles sont crues et saumâtres. Il lui reste encore à observer le genre de vie des habitans, et le régime qu'ils préfèrent ; s'ils sont grands buveurs, grands mangeurs, enclins à la paresse, ou sobres, amis du travail et des exercices du corps, etc. »

J'étais pénétré de la sagesse de ces préceptes, lorsqu'après sept années de séjour dans les hôpitaux de la capitale je vins exercer la médecine dans le lieu qui m'a vu naître. J'observai d'abord son étendue, sa situation, les vents qui y règnent le plus fréquemment, la direction des sources qui s'y rendent, et des courans qui le rafraîchissent. J'étudiai avec soin les mœurs, les habitudes, le régime, les travaux des habitans; et, portant ensuite mon attention sur de moindres objets, je parcourus les divers quartiers de la ville pour connaître leur exposition et leur salubrité respectives.

Si dans ces recherches j'ai souvent été à même de former des vœux et d'exprimer des regrets, je dois aussi, d'un autre côté, rendre une justice éclatante à la sollicitude de nos administrateurs, dont le zèle non interrompu tend à faire un séjour aussi sain qu'agréable d'une cité non moins renommée par son antiquité que par son aspect triste et son air impur. Pour apprécier la reconnaissance que nous devons sur ce point à nos magistrats, il suffit de comparer ce qu'était cette ville en 1778, époque où écrivait Lepecq de la Cloture, avec ce qu'elle est de nos jours.

« Les environs, dit cet écrivain, sont rians et agréables; mais son enceinte est triste, étouffée par le peu de largeur de ses rues, d'ailleurs mal alignées, trop peu ouvertes par la hauteur relative et trop considérable de ses maisons, qui semblent être amoncelées si près les unes des autres, que dans plusieurs endroits elles se retirent mutuellement l'aspect du soleil, la lumière et l'air. Les places n'y sont ni assez vastes, ni assez multipliées. Une autre cause vient encore ajouter à l'insalubrité des précédentes, c'est la malpropreté et le peu de soin avec lequel se fait la police de la voirie. Les eaux vives y sont suffisantes pour les besoins de la vie, et assez abondantes même pour y maintenir la propreté quand on voudra les faire servir à cette utilité. La plupart des rues, obliques et coudées, sont infectes; une multitude de latrines qui ne sont balayées par aucun courant d'eau, communiquent beaucoup de puanteur à un grand nombre de maisons. On laisse souvent aux eaux de pluie le soin de balayer les rues et d'enlever les immondices par leur torrent, qui se précipite dans la Seine. Ce torrent est si accéléré dans sa chute, qu'après deux heures d'une pluie continue, les gens de pied rencontrent dans plusieurs endroits des obstacles à leur marche, et se voient obligés de se mouiller les pieds et les jambes.

» La ville, dans ses deux tiers, est enceinte de remparts, de fortifications, d'anciens murs, de portes nombreuses qui offrent une barrière, une espèce de demi côte sous laquelle la ville se trouve cachée et abritée des courans d'air qui lui seraient si utiles.....

» De tous ses quartiers le plus malsain est celui de Martainville, assis dans un bas marais dont l'eau stagnante baigne continuellement ses murs, et conserve long-temps les brouillards et les vapeurs qui s'y élèvent.

» C'est dans ce quartier que se trouve l'hôpital général, maison immense, double séjour pour attirer la contagion, et la réunir aux autres fléaux de l'humanité, si l'attention publique cessait de veiller au bon ordre de ces maisons. Souvent les maladies épidémiques commencent dans cet asile de la misère; la petite vérole débute toujours dans ce lieu : toutes les maladies y sont plus meurtrières, et les épidémies y seraient plus nombreuses et plus redoutables, si la plupart des malades n'étaient de suite transportés à l'Hôtel-Dieu.

» Le quartier le plus malsain, après celui-ci, est la basse-ville, ou des Marais, qui s'étend le long de la rive de la Seine, est formé en partie de terres rapportées; il est très-chaud sur le port par l'abri des vents du nord et par l'aspect du soleil, mais dont le revers dans la ville est d'autant plus froid et plus humide, que l'autre exposition offre une température plus élevée. Le temps des inondations, des glaces, de la fonte des neiges, est une calamité pour ses habitans. L'eau séjourne presque toujours dans les caves, ce qui rend les maisons humides, froides et tout-à-fait insalubres. La rue des Charrettes, toujours pleine de boue, est une des plus mal policées de la ville.

» L'emplacement du lieu de santé, plus ouvert, semblerait propre à justifier son nom, s'il n'était entouré de jardins où l'eau des débordemens croupit; si la corruption des légumes et des fumiers ne laissait échapper des émanations dangereuses; ce qui, joint aux brouillards d'automme qui y séjournent, donna naissance à plus d'une épidémie. Les maladies de ce quartier sont du plus mauvais caractère, plus difficiles à combattre, plus sujettes à dégénérer en fièvres putrides, en éruptions symptomatiques, que dans les autres expositions. »

On peut, d'après ce tableau, estimer les changemens qui se sont opérés depuis cette époque.

Des boulevards magnifiques ont été plantés là où étaient les murs et les fortifications. Les portes et les tours enlevées ont fait place à de larges ouvertures, à des rues droites et spacieuses qui établissent sous différentes directions des courans qui agitent et renouvellent l'air. Les anciennes rues sont redressées et élargies ; de nouvelles, tracées d'après des plans mieux conçus, ont été percées au milieu de maisons entassées sans goût et sans précaution ; des places nombreuses, destinées aux marchés ou bien aux réjouissances publiques, ornent les divers points de la ville ; et les vertes plantations qui les entourent, réjouissent la vue, assainissent l'air, et font le charme des habitations voisines. La plupart ont remplacé des monumens gothiques qui tombaient de vétusté, ou des masses informes élevées sans art, mais non sans danger. Les pavages, partout multipliés, les rues exhaussées et nivelées, les réglemens de la voirie exécutés avec une rigoureuse exactitude, hâtent l'écoulement des eaux, l'enlèvement des immondices, et préviennent les émanations délétères qui résultent de leur décomposition.

Le marais qui touchait la ville à

l'est, comblé et exhaussé avec les débris du mont Sainte-Catherine; a été converti en place d'armes sous le nom de Champ de Mars, et décoré d'une superbe caserne. Mais, il le faut avouer, c'est à peu près la seule amélioration qu'ait éprouvée ce quartier, déjà si malsain par sa position dans un lieu déclive. Ses maisons, trop rapprochées, doivent souvent leur humidité à leur enfoncement au-dessous du sol. Ses rues tortueuses et étroites sont toujours sales. Le défaut d'une place commode force son marché à s'étendre le long de la rue principale, qui se trouve ainsi sans cesse humide et infecte. L'entassement de la partie la plus nécessiteuse de la population dans des réduits obscurs, des cours, des clos, offre un ensemble qui choque la vue, révolte les sens, attriste l'âme, et fait doublement gémir sur le sort des hôtes de ces demeures.

Un pont, modèle de hardiesse et de

solidité, jeté sur le fleuve à l'une des extrémités du port, va sous peu établir des communications libres et faciles entre ses deux rives. Le bassin de la Seine, agrandi, deviendra un des plus beaux et des plus commodes que l'on puisse offrir au commerce. Les chétives habitations qui le bordaient et qui conservaient à la ville un aspect de misère, tombent chaque jour pour faire place à d'élégantes constructions qui, lorsqu'elles seront réunies, présenteront une façade qui ne le cédera à aucune de celles qui font l'orgueil de nos plus riches cités.

Les remblaiemens considérables que nécessitent ces travaux, en forçant la Seine à se renfermer dans son lit, préserveront les quartiers voisins des inondations qui en sont le fléau.

Notre esprit se portera avec plus de complaisance encore vers l'ouest de la ville. Une partie industrieuse de ses habitans a quitté ses anciens réduits pour venir occuper la base des montagnes qui de l'est à l'ouest règnent en forme d'amphithéâtre. Le point du Nord-Ouest, le seul qui lui permettait de s'étendre, voit chaque jour disparaître ces jardins légumiers dont le voisinage était si nuisible. Ces terrains remblayés ont servi à la formation d'un quartier neuf qui appelle puissamment la population par l'attrait d'un air plus pur, d'un aspect plus riant, et d'habitations plus commodes. Ce quartier nouveau, dont l'accroissement est si rapide, va recevoir une nouvelle vie par le percement des rues Caroline et de Buffon, qui établissent des communications larges et faciles avec celui de Saint-Gervais qui l'avoisine.

On peut, d'après cet aperçu, bien incomplet sans doute, apprécier tout ce que nous devons à la sollicitude de l'administration municipale : mais ce n'est pas seulement d'après l'agrément et la commodité que nous devons baser notre reconnaissance; c'est surtout relativement à notre santé et à notre conservation. On n'entend plus parler de ces maladies épidémiques, de ces contagions qui, nées dans certains quartiers, se répandaient bientôt en multipliant leurs ravages. L'hôpital général, bien que mal situé, n'est plus autant qu'autrefois un foyer d'infection : s'il offre encore des maladies plus graves qu'ailleurs, cela tient au vice irréparable de sa position. L'emplacement du lieu de santé n'est plus signalé par les médecins pour voir éclore des maladies plus difficiles à combattre que partout ailleurs, plus sujètes à dégénérer en fièvres putrides, en éruptions symptomatiques. Si l'on observe sur quelques-uns de ses points des maladies plus graves peut-être et plus fréquentes qu'ailleurs, le voisinage de l'Hôtel-Dieu suffit pour en rendre compte. Quelques faits épars chaque année nous rappellent à peine le nom de ces épidémies si fréquentes encore au siècle dernier. L'ouvrage de Lepecq en signale plus de douze invasions, en soixante et douze ans, toutes marquées par de tels ravages, que l'autorité en fut justement alarmée, et que, pour la plupart, on assembla le collége des médecins pour l'éclairer sur les moyens qu'on devait leur opposer.

Une diminution dans la somme de nos maux ne nous permet pas l'espoir de les anéantir tous ; car il en est d'indestructibles : il en est qui tiennent au lieu, au mode, au fait même de notre existence. La ville que nous habitons, assise sur les bords d'un grand fleuve, entourée dans ses deux tiers par une chaîne de montagnes au bas desquelles elle se trouve comme dans une espèce de cuve, ouverte seulement aux vents et aux rayons du midi, doit avoir son climat propre ; sa localité explique pourquoi les affections inflammatoires, franchement aigües, y sont si rares, et pourquoi les fluxions catarrhales y sont si fréquentes et si opiniâtres.

Les saisons, dans leur périodique régularité, varient le cercle de nos maladies : celles que chacune d'elles enfante ne sont pas moins constantes que les fleurs, les fruits, que les chaleurs et les glaces qu'elles ramènent tour-à-tour. La continuité de certains vents, ou d'un état particulier de l'atmosphère, en modifiant insensiblement nos corps, donne un caractère spécial à toutes les maladies régnantes, ce qui forme les constitutions médicales, digne et vaste sujet des méditations des gens de l'art, depuis Hippocrate jusqu'à nos jours.

Indépendamment de ces causes, que nous ne pouvons maîtriser, combien en est-il qui prennent leur source dans notre genre de vie, nos habitudes, nos alimens, notre intempérance, nos affections et les choses inséparables de la vie sociale! Combien en est-il qui résultent de nos occupations, soit que, paisibles et solitaires, bornées au cabinet ou au comptoir, elles consistent dans l'exercice de la pensée; soit qu'elles aient pour objet les méditations abstraites, les spéculations commerciales, ou les simples jeux de l'imagination; soit enfin qu'exerçant fortement le corps, et fatigant spécialement un organe important, comme dans la plupart des arts industriels, elles l'énervent, l'épuisent, et ne fassent plus de la vie qu'une suite de souffrances et d'infirmités!

Tel était l'objet constant de mes études, lorsqu'une nouvelle carrière vint s'ouvrir pour moi. Nommé, en 1820, médecin adjoint de l'Hôtel-Dieu, je me fis, dès les premiers temps, un devoir de tenir un relevé exact des mouvemens de l'hôpital : je notais avec soin le nombre des malades, leur âge, leur sexe, leur genre de travail; je classais leurs maladies, j'en suivais la marche et les diverses terminaisons, afin de déposer sur le papier des souvenirs précieux, mais trop fugitivement confiés à la mémoire.

Je ne pouvais me lasser d'admirer ce retour périodique et constant d'affections identiques dans les mêmes saisons; je suivais avec intérêt le développement des constitutions épidémiques, leur invasion, leur état, leur décroissement, leur influence sur les maladies régnantes, et le cachet tout particulier qu'elles leur impriment. Je me plaisais à vérifier la justesse des divins oracles du vieillard de Cos, si souvent confirmés par ceux qui ont marché sur ses traces : je sentais combien il m'était utile d'étudier les maladies populaires de la contrée où j'étais destiné à exercer. La position de la ville, sa température mobile, ses diverses expositions, sa population, les mœurs de ses habitans, les arts d'industrie qui les occupent, devaient avoir une influence marquée sur la production de leurs maux; dans quel autre lieu aurais-je pu puiser des documens positifs, et quelle mine plus riche était-il possible d'exploiter?

Ces avantages pouvaient cependant m'en laisser désirer un plus précieux (car jeune encore je pouvais m'égarer), celui d'un guide qui pût me diriger sûrement dans le sentier si peu connu de la vérité : mon plus grand bonheur fut sans contredit de l'avoir rencontré tel que j'aurais pu le désirer.

Appelé à seconder un praticien (1) qui

(1) M. Roussel, médecin en chef de l'Hôtel-Dieu.

joint au jugement le plus sain, au tact le plus sûr et le plus délicat, une expérience de plus de trente années, je me pressai sur ses pas, je fus avide de ses leçons, espérant ainsi m'associer à ses richesses, me vieillir de son expérience, et toute mon ambition fut dès-lors de le prendre pour modèle.

Bien mieux que dans les livres, qui laissent toujours dans l'esprit un peu de vague et de défiance, je trouvais à ses côtés réunis l'exemple et le précepte. Là, je pouvais, à l'abri des systèmes, au-dessus de tout motif d'intérêt, d'ambition, de renommée, étudier à loisir la marche de la nature dans la production de nos maux, ses efforts conservateurs et les secours que l'art peut lui prêter. Il me fut aisé d'estimer la valeur des méthodes que j'entendais vanter. Les résultats de celle que j'observais m'ayant paru satisfaisans, je ne crus pouvoir mieux faire que d'en adopter les bases et d'y conformer ma pratique. Dans les motifs qui me déterminèrent, il n'y avait ni séduction, ni autorité; ma conviction naquit des faits. Ce n'est point dans un hôpital de province, où, loin du grand jour, on n'a ni élèves à enflammer, ni doctrine à produire, qu'on cherche à faire des prosélytes. La médecine s'y écarte moins de son vrai but; et, dans les succès que l'on obtient, il n'y a rien à rabattre pour le compte de l'enthousiasme ou de la vanité.

Arrivés à une époque où tout, en médecine, semble devoir être remis en question, où le temps et les noms ne nous paraissent plus des autorités suffisantes, il importe plus que jamais de recourir à l'observation pour consacrer ce qu'il y a d'exact dans les travaux de nos devanciers, et pour savoir les concessions que l'on doit faire aux doctrines modernes. Celui qui désire se livrer avec fruit à ces utiles recherches, doit y apporter un esprit exempt de passion, également éloigné de tout admettre sans examen, comme de tout détruire sans réflexion. Il faut aussi, avant de pouvoir conclure, réunir une masse imposante de faits; car, quelqu'intérêt que puissent d'ailleurs avoir des observations isolées, elles ne peuvent nous convaincre de l'excellence d'une méthode, parce qu'il n'en est point qui ne compte un grand nombre de succès, et qu'après la lecture d'histoires citées comme des cures merveilleuses, on reste souvent indécis si la nature seule n'en eût pas autant ou mieux fait.

C'est là ce qui m'a porté à tracer le tableau complet de l'hôpital pendant une des années qui viennent de s'écouler; j'ai fait choix de 1824, comme étant présente encore à nos souvenirs, et plus féconde qu'aucune autre en résultats intéressans. Voici, en conséquence, le plan que j'ai adopté.

Après avoir fait connaître succinctement la température, la direction des vents et les principaux changemens survenus dans l'état de l'atmosphère pendant un mois, j'énoncerai les maladies qui furent les plus fréquentes, leurs symptômes caractéristiques, leur marche, leur terminaison propre et le traitement qui réussit. Les faits les plus saillans seront rapportés en entier, et lorsque plusieurs seront identiques, ne pouvant pas les citer tous, je donnerai la préférence à ceux qui se seront terminés d'une manière funeste, regardant ainsi l'histoire comme plus complète, par la connaissance des désordres que révèle l'autopsie. On sent qu'au milieu d'une richesse si grande je ne puis m'arrêter aux détails. Dans cet aperçu rapide, je tâcherai d'éviter également les deux extrêmes : une concision obscure ou une prolixité fatigante. Je considérerai en masse les affections les plus communes, les plus nombreuses, dont l'issue est le mieux connue; je ne m'y arrêterai que si elles offrent quelque chose de particulier. Les cas les plus graves, rapprochés les uns des autres, donneront lieu à quelques considérations générales à la fin de chaque saison. Lorsqu'il s'agira de maladies terminées par la mort, je ne les décrirai que lorsque j'y pourrai joindre les résultats de l'autopsie cadavérique, regardant l'histoire comme incomplète sans cette dernière preuve, devenue indispensable par les recherches auxquelles on se livre de nos jours sur ce point, et les discussions auxquelles elles donnent lieu. Ce motif me forcera plus d'une fois à garder le silence sur des choses que j'aurais été jaloux d'éclaircir, car j'ai bien des regrets à former en ce genre; et, pour réunir ce que j'offre, il m'a fallu surmonter plus d'un obstacle.

Il ne faut pas s'attendre à voir consigner ici des scènes extraordinaires qui amusent l'esprit, piquent la curiosité sans servir en rien aux progrès de la science. On n'y lira point le résultat d'expériences dangereuses, de tentatives hardies, ou des effets brillans de remèdes nouveaux prétendus panacée, vantés par l'enthousiasme, essayés dans le désir de se faire un nom, et bientôt retombés dans un juste oubli; heureux quand ce n'est point au détriment de quelques victimes! Je ne choisirai point ce qui peut cadrer avec telle ou telle doctrine, appuyer un système favori; je tâcherai de n'offrir que de simples récits dépouillés de tout orement. Mon seul désir est qu'à la simplicité du tableau on en reconnaisse la fidélité.

J'aurais pû, dans bien des cas, faire

des citations, invoquer le témoignage d'auteurs recommandables; mais cette marche eût allongé une matière qu'à chaque pas il me faut resserrer, et je ne prétends point, dans un simple journal, étaler un luxe inutile d'érudition. Si j'avance quelques faits ou quelques raisonnemens d'accord avec ceux qui ont observé avant moi, on devra peu s'en étonner, puisque la nature bien vue est partout la même : si j'émets quelques idées en opposition avec leurs doctrines, je fournirai mes preuves; le lecteur sera juge.

La revue des douze mois de l'année, pris isolément d'abord, puis réunis suivant les quatre saisons, formera la première partie de ce travail; la seconde se composera de tableaux qui donneront le relevé exact des maladies qui auront régné suivant chaque saison, avec indication de leur fréquence et du danger qu'elles ont offert.

Je sais combien, sous une main plus habile, cette tâche eût pu présenter d'intérêt : j'ai senti ce qu'on eût pu faire, sans prétendre y atteindre. En livrant sans prétention les réflexions que m'ont suggerées les scènes dont j'ai été le témoin, je n'ai point cru dicter des leçons, mais je n'ai pu m'empêcher de regarder, comme étant de quelque prix, des observations simples recueillies chaque jour avec la plus scrupuleuse exactitude.

J'ai cru qu'aux idées spéculatives il fallait opposer la nature dépouillée de tout ornement, pour éclairer ceux qui doutent, raffermir ceux qui chancèlent, et démontrer que l'esprit de système est aussi étranger au vrai but de la médecine que l'esprit de dispute à la recherche de la vérité.

Si mes efforts étaient sans résultat, il n'est qu'une pensée qui pourrait me dédommager, c'est que l'administration de nos hospices, qui se voue au soulagement de l'humanité avec un zèle si pur et si désintéressé, vit dans cette entreprise une preuve du désir que j'éprouve de seconder ses vues bienfaisantes et de justifier la confiance dont elle m'a honoré.

L'Hôtel-Dieu de Rouen est consacré au traitement des maladies aiguës et chroniques curables, tant internes qu'externes. Il admet chaque année près de quatre mille malades, et six à sept cents militaires ou marins, qui tous sont couchés isolément dans de vastes salles, suivant le genre et la gravité de leur mal. Le plus grand nombre regarde la médecine; un tiers environ du total est traité dans les salles de la chirurgie, par MM. Flaubert et Leudet, son adjoint, si dignes de cultiver le brillant héritage transmis par Lecat. Une salle particulière reçoit les militaires, une autre les femmes en couches, sous le nom de Gésine : cette dernière est réservée pour l'instruction des élèves sages-femmes, et dirigée par une maîtresse sage-femme, sous l'inspection des médecin et chirurgien en chef. Il existe de plus une salle particulière pour les enfans au-dessous de cinq ans, et quelques chambres pour des pensionnaires. Indépendamment des malades couchés dans la maison, trois à quatre cents teigneux, confiés aux soins de MM. Masson, sont traités et guéris au moyen d'un procédé doux et facile. Des consultations gratuites, faites chaque jour, servent de premiers secours aux indigens, et d'instruction aux élèves, qui se composent de quatre internes et de vingt externes, tous exclusivement employés au service chirurgical.

La pharmacie, qui ne le cède à aucun établissement de ce genre, outre les médicamens à l'usage de la maison, fournit encore ce qui est prescrit par MM. les médecins des douze bureaux de charité et des autres établissemens de bienfaisance. Elle est confiée à M. Leroy, pharmacien en chef, dont les talens pouvaient seuls nous dédommager de la perte de M. Robert.

Les hospices de la ville sont régis par une administration paternelle et gratuite, composée de cinq membres, qui, chaque année, se renouvellent par cinquième : elle est présidée par M. le maire de la ville. Les membres en exercice pour l'année 1814 furent MM. Fouquier, membre de la chambre des députés, Delacourt, Delaitre, le vicomte de Rassetot et Delannay.

CLINIQUE

MÉDICALE

DE L'HOTEL-DIEU DE ROUEN.

L'année médicale se divise en quatre parties, qui sont marquées par les deux solstices et les deux équinoxes, parce qu'à ces époques surtout se manifestent dans l'atmosphère les changemens qui influent le plus sur notre santé. Je ne m'écarterai point de cette marche tracée par les plus anciens médecins; je commencerai mes observations à partir du 21 décembre 1823, époque du solstice d'hiver, où le soleil entre dans le tropique du capricorne; elles se termineront au 21 décembre 1824, ce qui comprendra la révolution d'une année.

Comme la constitution qui a précédé immédiatement, a puissamment influé sur la production des maladies que j'exposerai, je crois indispensable de rappeler en peu de mots l'état de l'atmosphère et la direction des vents pendant cette dernière période de 1823.

L'été fut constamment froid et humide ; à peine quelques semaines d'un bel automne vinrent nous consoler, que le temps devint pluvieux et froid ; le soleil parut soixante-dix fois pendant les six derniers mois, et souvent un brouillard épais, âcre, fétide, qui irritait les yeux, la gorge et les narines, joignit son influence à celle de l'humidité.

Le thermomètre descendit à peine à zéro dans le dernier mois de l'année, et ne s'éleva guères au-dessus de cinq degrés ; la tension de l'air fut peu considérable ; les vents d'ouest et de sud régnèrent constamment.

Pendant les premiers jours de janvier, la pluie cessa de tomber, des vents de tempête chassèrent les nuages, le brouillard sembla se dissiper, le vent tourna au nord, et l'abaissement du thermomètre fit espérer de la gelée; mais bientôt le vent reprit sa station vers le sud, dès-lors le reste du mois n'offrit qu'une pluie froide, un brouillard épais, ou des bourrasques qui rappelaient l'équinoxe; la température moyenne fut de deux degrés au-dessus de zéro.

On conçoit aisément l'influence que dut avoir une aussi longue et aussi défavorable constitution sur la production des maladies; aussi, quoique la douceur contre nature de la saison ait permis de continuer les travaux, et qu'à la fin de décembre le nombre des malades couchés dans les salles de médecine ne s'élevât qu'à trois cent soixante-trois, il y avait cependant plus de cas graves qu'en aucun autre temps. Je passe sous silence les pneumonies, les varioles, les affections catarrhales, et quelques fièvres d'un mauvais caractère, sur lesquelles j'aurai occasion de revenir, pour arrêter notre attention sur les fièvres catarrhales bilieuses, qui furent remarquables par leur gravité, leur terminaison difficile et leur tendance singulière à la putridité.

Sur cinq qui régnèrent ensemble sur des femmes jeunes, et qui furent accompagnées des symptômes les plus alarmans, quatre eurent une issue heureuse; mais deux offrirent des convalescences pénibles. Une d'elles ne fut complète qu'après un abcès survenu à la marge de l'anus, après le trentième jour; l'autre eut des rechutes, et sa santé ne se rétablit que très-difficilement, soit jugement incomplet de la maladie, soit par l'effet des écarts de régime, ou d'un trop long séjour à l'hôpital chez un sujet affaibli.

Le traitement employé fut, au début, des évacuans, que l'on répétait suivant le besoin, des boissons douces acidulées ou légèrement toniques, le camphre en pilules et en lavemens, des saignées locales, lorsqu'une congestion sanguine menaçait un organe important.

Une seule eut une issue funeste; l'histoire en est courte, la voici :

Ire. Observation.

Femme de quarante-trois ans. Fièvre grave, marche spontanée; mort le treizième jour. *Autopsie* : Inflammation chronique de l'estomac, poumons splénitisés.

Une femme de quarante-trois ans fut transportée à l'hôpital le onzième jour de la maladie; déjà la langue était épaisse et d'un rouge brun, la prostration et l'anxiété extrêmes, le pouls fréquent et sans consistance; elle ne toussait et ne crachait point, rendait bien compte de son état, et disait n'avoir subi aucun traitement; elle mourut le deuxième jour de son entrée. L'estomac était atteint d'une inflammation ancienne et profonde, qui occupait plus de la moitié de sa surface interne; les deux poumons, dans un état en tout semblable à la rate, étaient presqu'entièrement imperméables à l'air.

SAISON D'HIVER.

JANVIER.

Le froid s'étant un peu fait sentir dans les premiers jours de 1824, on vit accourir une foule de malheureux qui demandaient un asile. Indépendamment de l'embarras des premières voies, qui se montrent si fréquemment, la constitution fut surtout marquée par les affections catarrhales.

Rarement elles furent plus nombreuses et plus diversifiées : c'étaient des catarrhes simples ou symptomatiques, des toux sèches, avec des points douloureux qui simulaient la pleurésie ; des pneumonies plus bilieuses et plus catarrhales qu'inflammatoires, par fois funestes chez des vieillards ou des sujets affaiblis ; des fièvres catarrhales, dont plusieurs présentèrent des symptômes graves, tels que stupeur, délire, mouvemens nerveux, et qui, pour la plupart, s'accompagnèrent d'exanthèmes variés, qui paraissaient, disparaissaient, revenaient ou persistaient, sans influer sensiblement sur la marche ou le jugement de la maladie. Aucune ne fut mortelle, quoique plusieurs eussent offert du danger. Les doux évacuans et une médecine expectante, tel fut le traitement qui me réussit.

On vit aussi un grand nombre de dysenteries et quelques varioles vers le commencement du mois, la plupart confluentes; elles furent moins meurtrières que celles de l'automne précédent. En janvier, un seul enfant succomba. On vit aussi un certain nombre de congestions cérébrales, mais pas une apoplexie.

J'ai annoncé, pour la fin de décembre, des fièvres de mauvais caractère. Comme plusieurs se montrèrent en janvier, qu'également dans la ville elles n'ont pas été rares, et qu'elles ont été remarquables par leur issue promptement funeste, je vais en consigner ici deux exemples, dont le rapprochement ne sera pas sans intérêt.

IIe. Observation.

Fille de neuf ans. Fièvre catarrhale, pétéchies noires, selles sanglantes. Mort. Estomac flagellé, gangrène du colon.

Une petite fille de neuf ans vint, le 22 décembre, avec les signes d'une affection catarrhale légère; le 24, elle fut prise tout-à-coup d'anxiété, délire et convulsions. Une éruption miliaire parut le même jour, et se convertit bientôt en pétéchies noires : en même temps elle rendit par les selles, en quantité, un sang noir, fluide, décomposé. Ces symptômes furent croissant jusqu'au troisième jour, où elle succomba.

L'estomac offrait, pour toute lésion, des lignes superficielles d'un rouge vif, comme faites avec un pinceau légèrement enduit de carmin : les intestins grêles étaient sains, mais la plus grande partie du colon et le cœcum offraient une couleur brune et des pétéchies nombreuses analogues à celles de la peau. Plusieurs, parvenues à l'état gangréneux, offraient des traces d'ulcération : aucun désordre dans les autres cavités.

IIIe. Observation.

Homme de vingt ans. Fièvre maligne, stupeur, pétéchies; mort brusque, estomac gangréné.

Un militaire de vingt ans, d'une constitution athlétique, vint, le 29 janvier, à l'hôpital : il était malade depuis deux jours, et ne se plaignait que d'une violente douleur dans les reins, ce qui l'avait empêché de dormir. A la visite du 30 au matin, son pouls était mou, petit, sans ressort; sa langue humide, mais ecchymosée. Il rendait bien compte de son état, et se croyait peu malade; mais un air particulier d'égarement, les yeux injectés, quelque chose d'insolite dans son expression, et des pétéchies nombreuses sur le corps, décélaient une fièvre de mauvais caractère. Il demanda un verre d'eau émétisée qu'on lui avait prescrit, et l'ayant pris, il expira, au grand étonnement des assistans.

A peine mort, ses membres devinrent inflexibles, et presque tout son corps prit une teinte violacée. Quinze heures après, la roideur cadavérique avait disparu, et le ventre, déjà fétide, offrait des traces évidentes de décomposition. Un sang noir, fluide, s'était accumulé dans toutes les parties de la tête : le cerveau, sauf une injection marquée, ne présentait aucun désordre ; les poumons étaient sains. L'estomac, d'un rouge brun dans la plus grande partie de son étendue, était criblé de taches noires gangréneuses. Ces mêmes taches se retrouvaient sur les reins, la vésicule, le foie, le péricarde, jusque dans les ventricules du cœur ; les intestins en étaient exempts, les chairs étaient molles et blafardes. Le foie, ainsi que le cœur, cédaient au moindre effort.

FÉVRIER.

La première moitié du mois retraça le printemps ; le ciel fut pur, le baromètre se soutint élevé, et la température, quoique assez basse le matin et le soir, paraissait douce dans le jour par l'influence des premiers rayons du soleil. Vers le milieu du mois, le temps devint sombre, et l'on eut alternativement de petites pluies et du brouillard. La température fut douce ; et si l'on n'eut pas absolument des jours de printemps, la saison fut loin d'être rigoureuse. Vers la fin du mois, le thermomètre descendit à zéro, et le vent du nord souffla.

La température moyenne fut de quatre degrés au-dessus de zéro, les vents du nord et du sud-ouest régnèrent alternativement.

La mobilité de la température, suivant les diverses parties du jour, donna naissance à une grande quantité d'affections catarrhales plus ou moins graves. Beaucoup s'accompagnèrent d'angines, d'engorgement des glandes cervicales, de fluxions vers les oreilles et de surdités passagères ; les dysenteries furent aussi en grand nombre : leur extrême fréquence ne nous donnera que trop l'occasion d'en parler spécialement.

Le temps sec qui régna au commencement du mois, donna aux maladies une physionomie plus analogue à la saison, ou du moins qui tenait, comme le temps, le milieu entre l'hiver et le printemps. Les pleurésies semblèrent prendre un caractère plus aigu ; chez plusieurs, il fallut répéter la saignée locale, qui, conjointement avec les évacuans, fut employée pour les combattre. La plupart se terminaient heureusement, sans autre crise qu'une expectoration plus ou moins abondante. On vit aussi un bon nombre d'hémoptysies, dont plusieurs furent essentielles; elles se montrèrent concurremment avec les autres maladies qui tiennent à l'affluence du sang vers les parties supérieures.

De jeunes sujets, alités pour des fièvres d'apparence légère, furent pris tout-à-coup de congestions rapides vers la tête ou le poumon, ce qui donnait lieu à des accidens graves, et par suite à des maladies qui mettaient leur vie en danger. La céphalalgie, la stupeur, le coma, le délire, l'oppression, les palpitations, l'anxiété, se remarquaient souvent; parfois le nez donnait issue à une grande quantité de sang; ces épistaxis, qui se renouvelaient, n'amenaient pas toujours une solution favorable. Aucun des malades qui éprouvèrent ces accidens ne succomba pendant ce mois.

Je trouve dans mes notes des années précédentes plusieurs histoires en tout semblables à celles-ci; de plus, elles sont complétées par quelques autopsies cadavériques. C'est de leur ensemble que je déduirai les considérations suivantes :

Lorsqu'après ces hémorrhagies le pouls devenait lent, souple, égal, la guérison était rapide : c'était une crise qui emportait le mal ; mais s'il restait tendu, fréquent, serré, l'issue était fâcheuse : la mort survenait après un nombre de jours indéterminé, au milieu du délire, du coma, des convulsions, ou même après une apparence de convalescence. Les autopsies présentèrent, pour unique lésion, de la sérosité claire, limpide, accumulée dans les ventricules du cerveau, qui, lui-même, était pénétré de la même sérosité. Le même désordre se présenta simultanément chez plusieurs dans la cavité de la poitrine ; mais chez aucun il n'existait de trace évidente d'inflammation.

Pendant la dernière moitié du mois il survint des érysipèles à la face, des angines avec langue rouge, lisse, luisante, âpreté à la peau et apparence de scarlatine.

On observa encore des fièvres d'accès sur des individus cacochymes, affectés de maladies chroniques du ventre ou de la poitrine.

Chez ceux qui souffraient des suites de fièvres continues, incomplètement jugées, ou dont la convalescence était pénible, ces fièvres prirent le type tierce et quotidien.

Le quinquina ne leur convenait pas. Si, cédant aux sollicitations des malades, on en tentait l'usage, la fièvre augmentait, changeait de type, ou devenait anomale; mais toujours la maladie antérieure en était exaspérée. Une d'entre elles, rebelle au sulfate de kinine, ainsi qu'aux autres moyens tentés pendant deux mois et demi, fut abandonnée à elle-même, et le malade, qui était un militaire, fut envoyé respirer l'air natal. Chez un autre, dont la poitrine était souffrante, la fièvre céda sans retour à l'application d'un large vésicatoire sur le thorax. Les autres cessèrent d'elles-mêmes ou disparurent sous l'influence des évacuans ou des boissons adoucissantes.

Ces pyrexies n'avaient rien de commun avec celles que produisent les lieux mal-sains, les émanations marécageuses, les étangs, et généralement les eaux croupissantes. Plusieurs de ces dernières, contractées en Espagne par des militaires, et qui avaient résisté jusqu'alors, cédèrent aux évacuans, suivis de l'administration du sulfate de kinine, à la dose de quinze à vingt grains, pris la veille de l'accès. D'eux d'entre elles étaient quartes.

La fin du mois fut marquée par quelques apoplexies qui, jusqu'alors, avaient été des plus rares ; la plupart eurent lieu chez des vieillards usés, et furent promptement mortelles.

MARS.

L'état du ciel, pendant le mois de mars, différa peu de celui du mois précédent. La persistance des vents d'ouest et de sud ramena des pluies qui ne discontinuèrent point jusqu'au 15 ; souvent à moitié gelées, sous forme de grêle, de neige, accompagnées de bourrasques, elles refroidissaient la température, qui tendait à s'élever. Le 15, le temps changea : deux ou trois jours retracèrent le printemps ; mais bientôt des tempêtes, la grêle, la pluie, vinrent nous rappeler que nous n'étions pas encore sortis de l'hiver. La température moyenne fut de six degrés au-dessus de zéro ; le baromètre se soutint élevé, les vents de sud et d'ouest régnèrent presque exclusivement.

Cette dernière période de l'hiver fut féconde en accidens : le froid ne se fit point sentir, et cependant les salles étaient pleines de malades qui réclamaient des soins assidus. Les pneumonies, qui continuèrent à dominer, prirent plus de gravité : plusieurs offrirent le caractère bilieux et putride, soit que leur nature fût telle, soit que la continuité du froid humide leur ait fait prendre cette forme.

Les affections cérébrales, qui se montrèrent à la fin du mois dernier, furent fréquentes pendant celui-ci, ce qui me porte à en parler spécialement. Treize malades seulement furent frappés d'apoplexie : trois succombèrent, deux presque en arrivant, à l'âge de soixante-dix et soixante-dix-huit ans ; le troisième, âgé de soixante ans, eut le même sort, après un long séjour à l'hospice. Sur trois qui avaient des hémiplégies, une, qui datait de plusieurs mois, n'obtint aucun soulagement ; les deux autres, dont une toute récente avec distorsion de la bouche ; l'autre plus ancienne, mais qui avait une marche plus lente, sortirent dans un état presque complet de guérison. Le reste n'offrait que des congestions cérébrales, des menaces, des symptômes avant-coureurs, plutôt que des apoplexies confirmées; leur guérison fut prompte et facile.

Si les apoplexies furent rares et peu meurtrières, il n'en fut pas de même de l'inflammation des membranes du cerveau. Cette affreuse maladie, sous quelque forme qu'elle se montre, s'accompagne toujours du même danger. Qu'elle attaque la plus tendre enfance, qu'elle se développe chez l'adulte sympathiquement dans le cours d'une maladie grave, qu'elle survienne idiopathiquement, elle tue surement, si l'on n'est assez heureux pour l'anéantir dès le principe.

Six malades en furent presque simultanément attaqués. On pourra se faire une idée de la violence et du danger de la maladie par l'exemple que nous allons présenter dans la page suivante.

IVe. Observation.

Homme de vingt-cinq ans. Arachnitis sur-aiguë. Mort le troisième jour. Suppuration de l'arachnoïde.

Un militaire de vingt-cinq ans, d'une très-forte constitution, paraissait, le 13 mars, jouir encore d'une bonne santé. Il fut pris, le 14, de vomissemens et de douleur à la tête; le 15, on l'apporta à l'hôpital, sans connaissance, pâle, couvert d'une sueur froide, agité de convulsions, suivies bientôt de résolution complète; les bras, lorsqu'on les soulevait, retombaient; ils résistaient lorsqu'on voulait les étendre; le pouls était petit, très-fréquent; les yeux convulsifs; la tête portée en arrière, mais sans écume à la bouche. Douze sangsues furent mises à chaque tempe et des vésicatoires aux jambes : il mourut dans la nuit.

Les deux hémisphères du cerveau, supérieurement et antérieurement, étaient recouverts d'une couche purulente, placée entre la piemère et l'arachnoïde, qui n'adhéraient en aucun endroit à la masse encéphalique. Rien ne fut trouvé dans les ventricules. L'estomac était grisâtre et d'un rouge brun dans une assez grande étendue.

Je citerai un second exemple, qui prouvera que cette maladie peut, lorsqu'elle est chronique, durer un certain temps, sans s'annoncer par des signes alarmans, et devenir subitement mortelle.

Ve. Observation.

Homme de cinquante ans. Arachnitis chronique. Mort brusque. Suppuration de l'arachnoïde.

Un remouleur, de cinquante ans, très-sourd, et qui pour cette raison avait un air étonné qui ne surprenait point, vint lui-même à l'Hôtel-Dieu, le 16 mars. Son infirmité rendit presque tout renseignement impossible. Il fallut se contenter des signes extérieurs : sa langue était humide, saburrale; la peau et le pouls dans l'état naturel. Il n'accusait aucune douleur. Le 17, un grain d'émétique lui fut donné en lavage sans aucun effet. Dans la journée, il se plaignit de soif et demanda à boire. Il avait la manie de s'agiter dans son lit et de se découvrir sans cesse; mais le peu de paroles qu'il proféra n'offrirent rien de décousu, rien qui fixât l'attention en aucune manière. Le soir il me parut un peu plus hébêté que le matin, et je ne pus m'en faire entendre. Je prescrivis un lavement simple. Il mourut dans la nuit.

Les deux hémisphères, dans toute leur étendue, étaient recouverts d'une couche purulente, épaisse d'une ligne, qui semblait organisée en fausse membrane, placée entre la pie-mère et l'arachnoïde. Les ventricules étaient distendus par de la sérosité limpide. La membrane qui les tapisse se laissait soulever par le scalpel, et était d'apparence granulée. L'estomac et les intestins, parfaitement sains, contenaient une grande quantité de bile jaune, huileuse, analogue à celle que renfermait la vésicule.

L'hydrocéphale aiguë des enfans, qui n'est qu'une variété de celle-ci, se borne souvent à la membrane des ventricules ; quand elle suit une marche chronique, elle peut aussi s'étendre à l'arachnoïde des deux hémisphères. Deux enfans, l'un de quatre, l'autre de dix ans, en furent atteints et périrent. Bien que l'obscurité des premiers signes de la maladie, son siége profond, la nature des désordres qu'elle entraîne, la difficulté d'appliquer le remède, la rendent très-meurtrière, il serait affligeant de perdre toute espérance : elle n'est pas toujours au-dessus des ressources de l'art. C'est un monstre qu'il faut étouffer dès sa naissance. J'ai eu la satisfaction de guérir l'an dernier un très-jeune enfant, dans une période avancée, au moyen des bains de vapeur.

Deux fois, à plusieurs années de distance, j'avais fait avorter la maladie, quoique des mieux caractérisée, par les saignées répétées et les révulsifs les plus puissans, sur un homme de trente-deux ans, qui, pris une troisième fois, vint succomber à l'Hôtel-Dieu, malgré l'emploi des mêmes moyens. Son histoire, intéressante sous plus d'un rapport, ne peut, vu sa longueur, être ici qu'indiquée.

Morgagni pense que l'abus des liqueurs fortes peut produire cette affection. Aux faits qu'il cite j'ajouterai le suivant, qui démontrera qu'une forte révulsion peut, dès le principe, dissiper la maladie.

VIe. Observation.

Homme de vingt-cinq ans, buveur. Symptômes d'arachnitis ; sangsues ; émétique. Guérison prompte.

Un homme de vingt-cinq ans, d'une forte constitution, ayant l'extérieur pâle, grêle ; l'œil hébêté, stupide, ce qui tenait à l'abus qu'il faisait de l'eau-de-vie, dont il prenait journellement quinze petits verres, en porta la dose, dans les premiers jours de janvier, de trente à quarante, encore était-elle de mauvaise qualité. Le 4 janvier, on l'apporta à l'Hôtel-Dieu, agité de convulsions. Dans la nuit, il délira, se leva, et par sa turbulence troubla toute la salle. On lui mit douze sangsues aux tempes, et deux grains d'émétique, donnés immédiatement, déterminèrent, par haut et par bas, d'abondantes évacuations de bile. Le 6, il était plus calme ; le 7, la raison lui revint ; le 12, il sortit guéri

RÉFLEXIONS SUR L'HIVER.

« Si l'été est pluvieux et austral, et qu'il soit suivi d'un automne semblable, l'hiver sera nécessairement peu salubre. Il doit causer des fièvres ardentes aux phlegmatiques; les bilieux seront surtout sujets aux pleurésies et aux pneumonies. »

Jamais cet aphorisme du père de la médecine n'a trouvé de plus juste application que dans la saison que nous venons de parcourir. Le nombre, la nature, la gravité des maladies, le mode de traitement qui leur convint, tout tendit à le justifier.

Nous avons indiqué les fièvres catarrhales bilieuses qui régnaient en automne, comme prenant, au commencement de l'hiver, un caractère plus grave : elles servirent d'avant-coureur à ces fièvres putrides, gangréneuses, dont nous avons cité deux exemples. Qu'on se retrace ici leurs principaux traits : chute des forces, mollesse du pouls, pétéchies, gangrène, exhalation d'un sang noir, fluide;

mort inopinée, putréfaction rapide. Une altération aussi profonde dans l'économie, des désordres aussi effrayans, ne demandent-ils pas, pour se développer, l'action lente et continue d'agens délétères? On sait combien, dans nos climats, le froid, joint à l'humidité, a produit de maladies meurtrières, d'épidémies désastreuses; peut-on en conséquence se refuser à placer au nombre des causes les plus évidentes l'action d'un été sans chaleur et d'un hiver sans froid?

Les angines, les scarlatines, les éruptions, les érysipèles, les fièvres d'accès, qui devancèrent leur époque, n'offrirent point de caractère tranché. Semblables à quelques jours de printemps que l'on eut dans l'hiver, et qui avaient toujours quelque chose d'âpre, ces affections se décelaient pour n'être pas de la saison.

Les flux, les dysenteries, qui, par leur fréquence et leur danger, ne peuvent être comparés qu'à la phthisie pulmonaire, continuèrent à se montrer jusqu'au printemps. Sporadiques toute l'année, ce n'est que vers sa fin qu'ils semblent régner épidémiquement. Le froid de l'hiver, en corrigeant ce qu'il y a d'impur dans l'air, en resserrant nos fibres, en fortifiant nos corps, les fait disparaître. Ce moyen de salut nous ayant manqué, il faut peu s'étonner de leur persistance et de leur léthalité.

L'embarras des premières et secondes voies, les affections catarrhales simples, résultats inévitables d'une température molle, humide, mobile, furent très-fréquens. Ces affections règnent en tout temps dans notre ville; mais seules elles ne suffiraient pas pour caractériser la constitution dominante; si les pneumonies et les pleurésies, qui vinrent en foule, ne s'y rattachaient d'une manière plus précise.

Elles furent peu meurtrières; ce qui fut dû, je pense, à l'emploi des évacuans au début et dans le cours de la maladie, si le besoin s'en faisait sentir. Sur quarante-sept malades qui furent traités dans cette saison, il en périt cinq: un, le jour même de son arrivée, un à soixante ans, un autre à soixante-treize ans; les deux autres dans l'âge moyen de la vie; la fièvre, l'oppression, un point de côté, plus fréquent à droite qu'à gauche, plus ou moins aigu ou profond, affectant la partie inférieure du thorax ; des crachats sanglans, plus ou moins difficiles, la peau âpre ou humide, la langue sale, amère, ou au moins saburrale ; un pouls petit, mou et fréquent, tels furent les signes que l'on put observer chez le plus grand nombre.

Lorsque ces malades arrivaient assez à temps, ils étaient de suite évacués : vingt-deux le furent avec un heureux succès. Chez les autres, la maladie avait fait trop de progrès, ou des circonstances particulières, comme les menstrues, la grossesse, une hernie, etc., détournèrent de cette marche.

Souvent les points douloureux disparaissaient après l'émétique ; les crachats changeaient de nature, et la maladie était dissipée en peu de jours. D'autres fois une moiteur abondante succédait ; les crachats pâlissaient, devenaient blancs, mousseux, et annonçaient une terminaison plus longue, mais non moins favorable. La saignée locale suffisait pour combattre les points douloureux qui persistaient ; quelquefois elle précédait le vomitif : on n'y eut recours que sur douze malades, et deux fois on commença par elle ;

mais l'émétique fut également donné dans la même journée. Ces deux moyens si précieux, si énergiques, étaient secondés par l'emploi des boissons adoucissantes, laxatives, des loochs, de l'oxymel scillitique, du kermès et des vésicatoires volans. Il ne faut pas croire, d'après les résultats, qu'on n'eut affaire qu'à des maladies de peu d'importance : les faits qui seront consignés plus bas prouveront de quel danger plusieurs s'accompagnèrent. L'oppression, l'anxiété, le délire, la prostration, le fuligo, furent plus d'une fois observés. La plupart de ceux qui offrirent ces symptômes alarmans arrivèrent après trois, six, dix jours de maladie, n'ayant été soumis qu'à l'application des sangsues ou des ventouses.

Que l'émétique, au début, agisse purement comme révulsif, par la secousse violente qu'il détermine ; qu'il agisse comme évacuant, en débarrassant les premières et secondes voies des matières saburrales, muqueuses et bilieuses, qui peuvent y séjourner ; qu'on le considère comme diaphorétique et disséminant sur une large surface une congestion qui, par une direction vicieuse des forces, se concentrait sur un seul point; toujours est-il que dans un grand nombre de cas il s'est montré efficace pour prévenir les accidens, et les combattre lorsqu'ils s'étaient déclarés. On en pourra juger par les faits qui suivent.

VIIe. Observation.

Homme de trente-huit ans. Pneumonie légère; symptômes bilieux. Émétique. Guérison.

Un homme de trente-huit ans, ancien marin, vint à l'Hôtel-Dieu, le 15 mars, avec des symptômes de pneumonie, qui dataient de trois jours. Il avait à droite un point sourd; il était oppressé et crachait assez facilement une matière muqueuse teinte de sang; la peau était âpre, le pouls fébrile, la langue sale, le goût fortement amer. Le 16, deux grains d'émétique procurèrent par haut et par bas d'abondantes évacuations; le 17, il ne toussait, ne crachait plus; la fièvre était tombée, il demandait à manger. Son air brusque, une certaine vivacité dans l'œil et les mouvemens, firent que pendant quelques jours on se tint sur ses gardes; mais c'était son air habituel. Il sortit guéri le 20 mars.

Dans ce cas, les symptômes qui s'étaient montrés vers la poitrine cédèrent promptement à l'emploi de l'émétique, qui agit fortement par haut et par bas. A-t-il opéré purement comme révulsif, ou bien l'oppression, la douleur, la toux, les crachats sanglans n'étaient-ils que symptomatiques de l'état des premières voies ? L'exemple suivant pourra jeter quelque jour sur cette question.

VIIIe. Observation.

Homme de vingt ans. Pneumonie bilieuse; émétique. Stupeur, purgatif. Guérison.

Un garçon boulanger, grand et robuste, âgé de vingt ans, vint à l'Hôtel-Dieu, le 22 décembre 1823, pour une pneumonie qui datait de quatre jours. Il avait la fièvre, de l'oppression, de la toux; une douleur sourde à la partie inférieure de la poitrine; il rendait avec difficulté des crachats sanglans; la peau était âpre, brûlante, et la langue chargée. (Prescript. le 23, 2 gr. d'ém.

qui ne produisirent que deux selles vers le soir) : l'expectoration cessa ; le 24, abattement, pouls lent, sans consistance. (Syr. kin. looch, oxym. scillitiq.) ; le 25, le pouls se développa ; le 26, de la manne donnée en lavage détermina plusieurs selles ; dès-lors la fièvre tomba, le pouls devint naturel et la peau souple ; le 28, il paraissait encore un peu engourdi, il fut purgé avec le sirop de nerprun ; le 2 janvier, il sortit guéri.

Ici, l'emploi du même moyen a été suivi d'un succès pareil. Les symptômes ont promptement abandonné la poitrine, le pouls a perdu de sa fréquence, la peau de son âpreté, et la langue est restée humide. On ne peut attribuer cet effet à la secousse, à la convulsion de l'estomac, au déplacement d'une irritation par une plus vive, puisque les évacuations furent tardives, sans effort et peu copieuses. C'est, je pense, à cette cause que fut dû l'état équivoque que présenta le malade pendant deux jours. Un minoratif le fit cesser et enhardit à donner un purgatif plus énergique, à la suite duquel la convalescence fut franche et rapide.

La maladie ne se comportait pas toujours

ainsi : souvent les symptômes persistaient vers la poitrine, et l'émétique ne faisait qu'enlever une complication qui entravait sa marche.

IXe. Observation.

Homme de quarante-six ans. Pleuro-pneumonie ; émétique, purgatif. Guérison.

Un homme de quarante-six ans, malade depuis quatre jours, vint à l'Hôtel-Dieu, le 9 janvier, dans l'état suivant : le pouls était fébrile, peu développé, la face bouffie, les pommettes colorées, la peau molle, la langue sale, le goût amer, la respiration fétide; il souffrait de l'oppression, d'un point sourd à la partie inférieure de la poitrine, et la toux amenait des crachats presque sanguins. Le 10, deux grains d'émétique l'évacuèrent par haut et par bas ; le 11 (tisane pect., looch oxym.), il respirait plus facilement ; les crachats, mousseux, abondans, étaient moins rouillés ; le 13, ils étaient tout-à-fait blancs. Cependant la fièvre se soutenait toujours avec un léger redoublement ; le soir, la peau était humide généralement ; le 18, de la manne fut donnée en lavage, les crachats diminuèrent et prirent plus de consistance; le 24, la fièvre tomba, l'expectoration cessa progressivement, sans disparaître en entier. Cet homme, depuis plusieurs années, crachait habituellement. Il sortit guéri, le 30 janvier.

On voit ici l'émétique agir comme diaphorétique, disséminer l'irritation fixée sur un seul point, en même temps qu'il débarrasse les premières et les secondes voies : dès-lors la maladie est ramenée à son caractère le plus simple; elle ressemble plutôt à une affection catarrhale intense qu'à une pneumonie véritable. Citons-en un deuxième exemple.

Xe. Observation.

Femme de vingt-quatre ans. Pneumonie bilieuse; émétique; pneumonie simple. Guérison.

Une jeune femme vint à l'Hôtel-Dieu, le 25 mars, pour une pneumonie qui datait de quatre jours. A son arrivée, elle avait la figure rouge, bouffie, la langue sale, le goût amer; elle était oppressée et crachait une matière sanglante ; le pouls était petit, fébrile ; la peau plus chaude que dans l'état naturel. Deux grains d'émétique l'évacuèrent par haut et par bas. Le 26, les crachats étaient moins foncés, la peau généralement humide, l'oppression moindre (tisan. pect., looch, oxym. scillit.) ; le 27, de la manne fut donnée en lavage, les crachats devinrent mousseux, la toux moins fatigante ; le 28, la fièvre tomba et le sang disparut des crachats, qui cessèrent progressivement avec les autres symptômes. Elle sortit guérie le 3 avril.

Plusieurs fois on eut recours à la saignée, soit pour combattre la congestion locale, soit pour remédier à la pléthore générale ; mais toujours l'émétique fut donné concurremment et avec un heureux succès.

XIe. Observation.

Femme de vingt-cinq ans. Pleurésie ; quinze sangsues ; émétique. Guérison prompte.

Une femme de vingt-cinq ans vint, le 6 février, avec une douleur poignante au côté, de la fièvre, de la toux, de l'oppression. Ces symptômes duraient depuis trois jours. Quinze sangsues furent de suite placées au côté. (Tisane pector., looch, sir. de guim.) Le soulagement fut instantané. Le lendemain, un grain d'émétique fut donné en lavage; le 8, le pouls était moins fréquent, la respiration facile (looch, oxym.); le 9, les crachats étaient rares, tout-à-fait blancs, la fièvre avait disparu, l'oppression était très-légère; le 12, elle fut purgée doucement : elle ne tarda pas à sortir guérie.

XIIe. Observation.

Femme de vingt-cinq ans. Pleuro-pneumonie violente; sangsues répétées; émétique. Guérison.

Une femme de vingt-cinq ans, courte, grosse, bouffie, mal réglée, vint à l'Hôtel-Dieu, le 5 mars, avec les signes d'une pleuro-pneumonie des plus intenses. L'oppression, l'anxiété, étaient extrêmes; la face était rouge, vultueuse; le pouls petit, serré, très-fréquent; la langue sale, la soif vive, les crachats rares, difficiles et sanglans. Quinze sangsues furent mises de chaque côté du thorax, et le soir un grain d'émétique opéra des évacuations par haut et par bas; le 7, tous les symptômes étaient moindres, la respiration plus facile, le pouls plus développé, moins fréquent; les crachats moins sanglans (tisan. pect., looch); de la manne en lavage détermina quelques selles; le 8, la soif, l'oppression, la chaleur, l'anxiété, augmentèrent; la face redevint rouge, bouffie (dix sangs. à l'anus); le soir, redoublement, et épistaxis dans la nuit; le 9, aucun amendement; le 10, on réapplique des sangsues au côté (tisan. pector. looch blanc); le 11, les crachats, qui avaient presque tari, reparurent; dès-lors la respiration s'étendit, la toux devint moins fatigante, le pouls tomba, l'expectoration blanchit; le 15, la malade entra en convalescence : elle sortit guérie le 18.

Jusqu'ici nous n'avons exposé que des cas où la maladie s'est montrée avec le caractère le plus simple, soit qu'elle fût telle de sa nature, ou parce que les complications avaient promptement été écartées; nous allons passer à ceux qui présentèrent les accidens les plus graves, ce qui fut dû à la disposition particulière des sujets, aux remèdes dont ils avaient usé intempestivement, ou bien au retard qu'ils avaient mis à réclamer les secours de l'art. Si les mêmes moyens n'ont pas suffi seuls pour donner les mêmes résultats, nous les verrons concourir au succès d'une manière trop évidente pour pouvoir douter de la part qu'il leur en faut attribuer.

XIIIe. Observation.

Homme de vingt-six ans. Pleuro-pneumonie bilieuse; marche lente. Émétique; quinze sangsues, vésicatoire; abcès à l'oreille le dix-septième jour. Guérison.

Un militaire, âgé de vingt-six ans, vint à l'Hôtel-Dieu, le 21 janvier, pour un point douloureux qu'il avait depuis deux jours à la partie inférieure de la poitrine, qui donnait un son mat. La toux était sèche, vive; la peau âpre, la langue saburrale, le pouls petit, fréquent, déprimé. Deux grains d'émétique produisirent d'abondantes évacuations. Le 23, les crachats, quoique sanglans, venaient plus facilement; la peau était humide, mais la douleur n'était pas moindre. On mit quinze sangsues au côté, qui le soulagèrent promptement. Les 24 et 25, tous les symptômes diminuèrent d'intensité. Le 26, la fièvre, l'oppression redoublèrent; la toux était fatigante et les crachats difficiles. Un vésicatoire fut mis au côté. Pendant plusieurs jours le malade fut dans un état alternatif de mal et de bien. L'insomnie, la toux, la sueur le tourmentaient. On ajouta le kermès aux tisanes, aux sirops, à l'oxymel, dont il faisait usage dès le début. Le pouls était toujours petit et fréquent. On insista sur les mêmes moyens jusqu'au 30, où la fièvre tomba. Le 1er février, un purgatif fut donné; le 7, il survint un abcès à l'oreille. Dès-lors la convalescence fut rapide.

XIVe. Observation.

Homme de vingt ans. Pneumonie bilieuse, marche insidieuse; symptômes graves; prostration, délire, crachats sanieux. Émétique, vésicatoire, kermès camphré, sirop de kina. Guérison.

Un militaire, âgé de vingt ans, vint à l'Hôtel-Dieu, le 4 mars, avec des symptômes vers la poitrine, qui dataient de quelques jours et semblaient peu intenses. Le pouls était petit, peu fréquent, la peau sèche, l'oppression assez forte; la toux amenait des crachats sanglans; la langue était chargée, et la bouche amère. (2 gr. d'ém., tis., looch.) Le 6, tous ces symptômes avaient beaucoup diminué. Le kermès suspendu dans un looch fut ajouté aux boissons. Le 8, la chaleur revint à la peau, les crachats furent plus sanglans, les forces tombèrent; la figure devint terne, stupide; le malade délira. (Vésicat., sirop de kina, pil. de camphre.) Ces symptômes persistèrent pendant quelques jours: le pouls lent, sans consistance; la langue sale, humide; la peau recouverte d'une sueur visqueuse et fétide. Le 12, les crachats prirent un mauvais aspect; ils étaient gris et sanieux; les forces semblaient se perdre chaque jour; on insista sur l'usage du camphre, du sirop de kina, et des boissons avec l'oxymel scillitique. Au bout de quelques jours les forces se réveillèrent; le pouls parut se relever; la langue, toujours humide, était recouverte d'un enduit jaunâtre; le goût très-amer, et le ventre météorisé. Un laxatif fut donné le 20. Le 22, la fatigue, l'oppression, le mal-aise existaient presqu'au même degré; quelques gouttes de sang sortirent par le nez. Le 26, les crachats prirent un meilleur aspect ; la fièvre tomba et les forces se ranimèrent ; la convalescence fut longue ; mais le malade se rétablit complètement.

XVe. Observation.

Homme, vingt-un ans. Pneumonie bilieuse, adynamie, hoquet, délire, convulsions. Émétique, camphre, sirop de kina, vésicatoires. Guérison.

Un garçon boulanger, âgé de vingt-un ans, vint, le 13 mars, dans l'état suivant : face bouffie, injectée, bleuâtre ; pouls fréquent, variable ; point douloureux à gauche, et son mat de ce côté ; crachats abondans, muqueux, sanglans ; langue sale, d'un rose vif au bord et à la pointe. Deux grains d'émétique l'évacuèrent par bas. Le 15, le pouls avait perdu de sa fréquence, les crachats de leur teinte, l'oppression de son intensité. (Tis. pector., looch, oxym.) Le 16, les crachats étaient faciles ; mais la peau était âpre, et la face toujours violacée. Le malade se plaint de tension dans le ventre et de douleur vive aux reins (minoratif). Le

17, soit par l'effet de quelque imprudence, soit spontanément, les crachats tarissent, la figure s'anime, la fièvre redouble, les forces tombent; la respiration devient haute, oppressive; la peau se recouvre d'une sueur visqueuse, fétide. (Sirop de kina, pil. de camphre.) Le 19, le ventre se tend, hoquet, délire, tremblement, prostration extrême. (Vésic. aux jambes.) Le 20, la langue se sèche, le hoquet continue, la peau est toujours visqueuse. (Sirop de kina, camphre, looch, oxym. scillit.) Le 21, la langue s'humecte; deux onces de manne produisent quelques selles. Le 22, l'anxiété diminue, le pouls perd de sa fréquence et de sa faiblesse. La langue se nettoie : on insiste sur les mêmes moyens. La langue prend une teinte rosée, uniforme; l'expectoration reparaît blanche, mousseuse, abondante. Le 30, le malade entre en convalescence.

Quoique le nombre des faits que je viens de soumettre soit bien suffisant pour faire connaître le caractère des maladies aiguës de la poitrine qui régnèrent dans cette saison, qu'on me permette d'en ajouter encore deux; je les prendrai parmi ceux qui ont eu une issue funeste. Ils compléteront leur histoire en mettant au jour quelques-uns des désordres dont ils étaient suivis. Si l'on trouve ces citations bien nombreuses, l'importance de la matière me servira d'excuse; si je suis prodigue de faits, je serai sobre de réflexions.

XVIe. Observation.

Homme, soixante ans. Pneumonie avancée, prostration, délire. Émétique, kermès; mort. Hépatisation à droite, estomac sain.

Un homme maigre, plus usé que ne le comportaient ses soixante ans, vint à l'Hôtel-Dieu, le 25 mars, pour une pneumonie qui datait de plusieurs jours. Il se plaignait d'une douleur sourde au côté droit, d'oppression. La langue était saburrale; le pouls petit, fréquent, sans ressort. Deux grains d'émétique lui furent donnés sans effet sensible. Les crachats perdirent leur teinte sanglante, et devinrent blancs, aqueux, abondans. (Tisan. pector., looch, oxym.) Le 28, la face était plombée, les traits effacés. Le 29, insomnie, langue âpre, pouls plus fréquent. (Looch, kermès.) Le 30, insomnie, léger délire. Le 1er. avril, l'expectoration cesse; sueur, anxiété. Il mourut le 2, au soir, septième jour de son entrée.

Autopsie. Le poumon gauche était sain; le droit, attaché aux côtes par de vieilles adhérences, ne formait qu'une masse homogène hépatisée, passant en quelques points à l'état d'hépatisation grise. L'estomac et les intestins étaient dans un état de santé qui contrastait avec l'extérieur de l'individu. Ces viscères offraient à peine quelques points rares d'injection. Leur cavité était remplie d'une bile jaune, huileuse, tenace, en telle quantité dans le duodénum, le jéjunum et l'iléon, qu'on le concevrait à peine. Le cœcum et le colon, parfaitement sains, ne contenaient que des matières fécales. La vésicule du fiel était vide; il n'existait aucune autre lésion.

XVIIe. Observation.

Homme, vingt-deux ans. Pleuro-pneumonie bilieuse, oppression extrême, crachats sanieux, délire, amendement, recrudescence; mort. Épanchement pleurétique à droite, adhérence à gauche, pleurésie circonscrite, estomac et intestins sains.

Un jeune homme de vingt-deux ans, qui avait déjà éprouvé une maladie de poitrine depuis laquelle sa santé ne s'était pas complètement rétablie, vint à l'Hôtel-Dieu le 27 mars, pour une pleuro-pneumonie qui datait de quelques jours, et qui, abandonnée à elle-même, ne tarda pas à s'accompagner des symptômes les plus alarmans. A son entrée il n'accusait qu'une douleur sourde au thorax, nullement en rapport avec l'extrême difficulté de la respiration. La face était bouffie, d'un jaune livide; la peau âpre, sèche; le pouls petit, fréquent; la langue recouverte d'un enduit grisâtre, épais et tenace; son bord et son extrémité, d'un rose vif. La toux amenait des crachats sanieux, noirâtres comme du sang décomposé. (Tis. pect., looch, kerm.) Malgré l'état avancé de la maladie, on donna deux grains d'émétique qui procurèrent quelques selles ; la nuit suivante il survint un léger épistaxis. Le 29, la langue était plus nette, mais le malaise ne diminuait point ; la respiration était oppressive ; le malade délirait. Le 30, la peau devint souple, s'humecta généralement, le pouls se détendit, les crachats pâlirent un peu. (Dix sangsues au côté gauche, qui prirent à peine.) Le 31, le sang avait disparu des crachats ; ils étaient blancs et d'aspect purulent : la fièvre était moindre ainsi que l'oppression. (Tis. pector., looch, kermès, vésicat. au côté.) Les 1er. et 2 avril, les accidens diminuèrent, la respiration s'étendit : les crachats tendaient à devenir mousseux ; mais la figure restait livide, et chaque soir il y avait un redoublement. Le 4, de la manne détermina quelques selles. Les crachats ne diminuaient point, le pouls restait fréquent, la peau toujours molle et visqueuse. (Thériaque.) Le 6, la fièvre tomba ; le malade se sentait mieux, la langue était nette, l'oppression moindre, l'appétit se faisait sentir. (Bouillon, soupe.) Le 7, ses forces lui permirent de se lever et d'essayer à marcher.

Néanmoins sa figure, aussi livide que le premier jour, ne rassurait point sur son état. Le 8, soit par suite d'une imprudence, soit spontanément, il eut des frissons, se sentit mal-aise. Le 9, les forces tombent, le pouls s'accélère, la face se tire. Le 10, sueur froide, suppression des crachats, délire, prostration. Mort le 11.

Autopsie. Le côté du thorax, notablement rétréci, renfermait deux pintes d'un liquide de couleur marron ; le poumon, parfaitement sain, susceptible d'être soufflé, était refoulé vers le médiastin, et réduit à l'épaisseur d'un demi pouce. On eût jadis cru qu'il avait disparu. Le poumon gauche était sain, crépitant, mais gorgé d'un sang rose, fluide. Il était uni aux côtes par des adhérences des plus intimes, et qu'il fut impossible de détruire. Ces adhérences existaient tout autour du lobe supérieur, ainsi que sur la portion du poumon qui avoisine le diaphragme. Le sillon qui sépare les deux lobes était le siége d'une pleurésie des plus intenses. Là, existait un vaste foyer purulent, qui n'avait rien de commun avec le poumon. Il était divisé en deux cavités, dont chacune surpassait le volume du poing, et qui étaient réunies par une large communication; l'une se présentait à la résection de la poitrine et était placée immédiatement sous la plèvre costale, qui en formait la paroi antérieure dans une étendue de deux pouces carrés. Ce foyer s'élargissait, en déprimant les lobes supérieur et inférieur du poumon, puis il se rétrécissait; postérieurement, dans une position analogue, se trouvait le deuxième foyer. Cette double cavité était remplie d'une matière purulente et de flocons albumineux qui lui donnaient une consistance de bouillie. Ce foyer était renfermé dans la portion de la plèvre qui seule fût libre. Le poumon ne contenait pas la plus légère désorganisation.

L'estomac, le duodénum, les intestins étaient sains. Point d'épaississement, de rougeur ou d'ulcère. Les deux premiers de ces viscères étaient enduits d'une bile huileuse, jaune, qu'on enlevait avec peine.

Nous voyons clairement dans cette observation pourquoi les symptômes ont été aussi graves, aussi persistans, et pourquoi le traitement n'a pas été couronné de succès. Il existait des traces non équivoques de deux pleurésies anciennes, qui peuvent avoir eu lieu simultanément ou l'une après l'autre. Une se termina à gauche par des adhérences intimes ; l'autre à droite, par un épanchement qui a déprimé le poumon, et l'a tout-à-fait rendu impropre à la respiration.

Depuis sa dernière maladie, cet homme ne vivait que par un poumon adhérent dans sa presque totalité. C'est dans cet état qu'il fut attaqué de nouveau d'une pleurésie suraiguë. On sent dans quelle position défavorable il se trouvait. Le seul poumon par lequel il existait, devint le siége d'un congestion due à l'inflammation vive de la seule portion de la plèvre qui n'avait point contracté d'adhérences. La constitution régnante, les symptômes qui survinrent, décélèrent une péripneumonie bilieuse, et l'on a pu voir les complications s'évanouir, les accidens diminuer sous l'influence du traitement. Mais que pouvait ce traitement contre les désordres dus aux maladies antérieures?

Qui peut douter que si la pleurésie dernière eût été simple, la guérison n'eût été facile. Le vaste épanchement que nous avons trouvé, paraissait déjà, par sa consistance, tendre à s'organiser en fausses membranes. L'activité de l'absorption, chez un sujet aussi jeune, eût rendu ce travail moins long. Il eût pu se faire qu'une ouverture spontanée entre deux côtes donnât issue au liquide épanché, comme je l'ai vu plusieurs fois, avec un heureux succès. Une chance moins favorable était une communication avec quelque ramification bronchique, bien que dans ce cas la mort ne soit pas inévitable. L'identité d'aspect des crachats avec la matière du foyer me porta à m'assurer s'il n'y avait point déjà quelque communication de cette nature. Les adhérences insurmontables du poumon mirent obstacle à mes recherches.

J'ai fait choix, sur une masse considérable, des cas les plus propres à faire ressortir la constitution régnante. Je les ai pris surtout parmi ceux qui, par leur âge et leur vigueur, prêtaient le plus à reproduire la maladie dans toute son intensité. On a pu se convaincre que les pneumonies furent spécialement catarrhales, bilieuses et putrides; pas une peut-être ne fut décidément inflammatoire.

L'émétique, administré chez le plus grand nombre, a constamment diminué l'oppression, développé le pouls, et fait disparaître le sang des crachats. Il est bien à noter que pas une seule fois je ne pus rencontrer sur ces malades, malgré les recherches les plus attentives, la trace de ces éruptions si fréquentes et si redoutées dans la ville. A quoi tient cette différence sur des maladies identiques? J'émettrai plus tard mon opinion sur ce point. La mollesse du pouls, la chute des forces, la nature des crachats et les autres signes d'adynamie survenus dans les cas les plus graves, peuvent faire pressentir de quel effet eût été la saignée, même locale, employée avec moins de réserve. Les évacuans au début et au déclin de la maladie, les révulsifs à l'extérieur, lorsque, par la chute des forces, la résolution était difficile; les expectorans et de légers toniques à l'intérieur, des sangsues promptement et sobrement appliquées, lorsqu'un point paraissait le siége d'une congestion active : tel fut l'ensemble des moyens que l'on put regarder comme l'ancre unique de salut.

SAISON DE PRINTEMPS.

AVRIL.

Le printemps débuta comme l'hiver ; les derniers jours de mars et la moitié d'avril furent marqués par de la neige fondue, des pluies froides, des vents impétueux, une température basse, un temps âpre qui comprimait la végétation. Vers le milieu du mois le temps devint plus doux. Le thermomètre s'éleva à douze degrés et plus dans le milieu du jour ; mais le fond de l'air était toujours le même, et les soirées froides par la prédominance du vent de nord qui se partagea les jours avec le vent d'ouest. La température moyenne fut de huit degrés au-dessus de zéro ; le baromètre s'écarta peu de vingt-huit pouces.

Ce ne fut que vers le milieu du mois que le printemps fit sentir son influence, le commencement de la saison ayant été plus rigoureux que de coutume. Lorsqu'une fois le soleil commença à se montrer, la chaleur du midi, la fraîcheur du soir et du matin firent naître de nombreux catarrhes avec ou sans fièvre, des pleurésies aiguës, des fièvres inflammatoires, des rhumatismes et quelques angines.

Les affections catarrhales furent surtout très-fréquentes chez les militaires, et offrirent une intensité proportionnée à leur âge et à leur force. Elles furent produites par le vent de nord, qui refroidissait l'atmosphère dès que le soleil disparaissait. L'exercice de la manœuvre qu'ils faisaient chaque jour sur le bord de l'eau, en excitant la transpiration, les déterminait le plus souvent. Les jeunes recrues, surtout, en furent attaqués. La plupart de ces affections furent graves, et lorsque les malades sortaient, avant une complète guérison, pour suivre un régime plus de leur goût que celui de l'hôpital, exposés aux mêmes influences, ils contractaient de nouveaux rhumes qui, chaque fois plus violens ou plus rebelles, finissaient, après les avoir fait long-temps languir, par désorganiser le poumon et les conduire à la phthisie pulmonaire.

Plusieurs fièvres sanguines eurent lieu chez de jeunes sujets; elles se terminaient par des hémorrhagies nasales, qui quelquefois se répétèrent avec une abondance qui aurait pu donner des craintes. Aucune n'eut d'issue fâcheuse; j'en citerai un exemple.

XVIIIe. Observation.

Homme, vingt-un ans. Fièvre sanguine, quatre épistaxis et guérison.

Un militaire, âgé de vingt-un ans, d'une constitution grêle et d'une taille élancée, vint à l'hôpital, le 21 avril, avec les signes d'une fièvre inflammatoire, tels que le pouls large, fréquent; la face animée, vultueuse; la tête lourde; la peau moite, chaude; la langue d'un rose vif, avec un enduit blanc au milieu. Ces symptômes duraient depuis trois jours. (Émét. 1 gr. en lavage, tisane simple.) Le 22, épistaxis pendant la nuit,

Le pouls était plein et fréquent. Le 23, épistaxis ; la langue pâlit, et le pouls diminua de fréquence. (Limon., lav.) Le 24, la peau était âpre, le pouls plus vite, l'épigastre douloureux. Le 25, l'épistaxis se renouvela, le pouls perdit de sa fréquence et de sa force ; le malade pâlit, la peau devint molle. (Pédiluv. synap., limon.) Le 26, l'épistaxis eut encore lieu pour la dernière fois. La fièvre n'existait plus ; en peu de jours les forces revinrent. Il sortit le 31 avril.

Plusieurs des pneumonies et des pleurésies de ce mois s'accompagnèrent aussi d'hémorrhagies, qui en favorisèrent la solution. Quoique ces affections fussent aiguës et d'apparence inflammatoire, elles tenaient encore de la constitution de l'hiver, comme le prouve le fait suivant.

XIXe. Observation.

Fille, seize ans. Pleurésie aiguë, symptômes bilieux, vomissemens, flux, délire, escarre énorme, épanchement pleurétique. Mort.

Une fille de seize ans, d'un tempérament lymphatique et sanguin, vint, le 28 avril, pour un point violent au côté gauche qui l'avait saisie subitement, il y avait trois jours. La douleur était poignante, la respiration oppressive, la toux douloureuse et l'expuition rare et sanglante. La figure était injectée, et annonçait la plus grande anxiété. (Tis. pector., 15 sangs. au côté.) Le 29, le pouls s'était un peu développé; mais les autres symptômes étaient les mêmes. (10 sangs. au côté.) Le 30, la douleur avait cédé, la respiration s'allongea et l'expectoration pâlit. (Manne ℥ jj.) La fièvre tomba ainsi que les autres symptômes; cependant la convalescence n'était pas franche; le pouls se maintenait serré, petit, la figure bouffie, les crachats étaient abondans, et l'oppression revenait chaque soir. (10 sangs. à l'anus.) Le 8 avril, pâleur, anxiété, nausées, pouls fréquent, toux sèche, suffocation, et bientôt évacuation spontanée de bile, par haut et par bas, suivie de soulagement. Le 11, la langue était chargée, le goût amer. (Émét. 1 gr., et selles abondantes.) Le 12, la fièvre s'allume, sueur, oppression, délire, face injectée, langue rouge, quoique humide. (Vésicat. au côté.) Le 13, respiration oppressive, agitation, délire, fort redoublement le soir. (15 sangs. au thorax.) Le 14, flux bilieux, même gêne de la respiration. (Deuxième vésicatoire au thorax.) Le 15, le pouls se développe, les crachats reparaissent, le flux diminue, le calme renaît, le délire persiste; cependant la langue est toujours rouge et humide, le pouls serré et fréquent. (Sir. d'ipéc.) Le 17, une énorme escarre se forme au siége et menace de dénuder le sacrum et de mortifier le tissu cellulaire à la profondeur de deux pouces. Dès ce moment le délire cesse, la fièvre ne se manifeste plus que le soir par quelques légers redoublemens; l'expectoration reparaît blanche, abondante, puriforme; l'affaissement remplace l'agitation et l'appétit se fait sentir. Le 20, l'escarre se détache; dès-lors commence une convalescence apparente, longue et pénible, à cause du double travail nécessaire pour la résolution de l'épanchement, par lequel s'était terminée la pleurésie du côté gauche, et pour la cicatrisation de l'énorme plaie qui avait servi de crise à la maladie secondaire. La vigueur de sa constitution parut long-temps devoir triompher de tant d'obstacles; mais des écarts de régime, peut-être aussi l'épuisement résultant d'une aussi longue souffrance, ramenèrent des mouvemens de fièvre. La plaie du sacrum ralentit ses progrès vers la cicatrisation; l'épanchement formé dans la poitrine, qui diminuait sensiblement, augmenta, et les forces se perdirent chaque jour; enfin, la fièvre hectique s'alluma. Fatiguée du séjour de l'hôpital, la malade retourna chez elle. Alors il s'élevait sur le sternum une tumeur fluctuante, dernier effort de la nature désormais impuissante. Je la perdis de vue; deux mois après sa sortie, ou cinq mois à dater de son entrée à l'hôpital, je la revis mourante : la tumeur qui avait été ouverte, donna issue, jusqu'à la fin, à une énorme quantité de liquide sanieux, sans aucun soulagement. La carie du sternum s'en était suivie; l'escarre du siége ne s'était point cicatrisée. On peut aisément pressentir les désordres que renfermait la poitrine.

La violence de l'inflammation de la plèvre, l'acuité de la douleur, réclamèrent les premiers secours. A peine les antiphlogistiques eurent-ils produit quelque soulagement, que des symptômes bilieux se montrèrent et donnèrent lieu à une maladie non moins grave que la première.

Quoique les marins qui se rendent à l'Hôtel-Dieu soient en petit nombre, ils fixent souvent notre attention par la gravité des maux dont ils sont atteints. C'est surtout chez eux qu'on observe des fièvres bilieuses putrides, portées au plus haut degré et présentant les signes les plus graves et les plus diversifiés. Les fatigues de leur profession, les alimens dont ils usent dans leurs longs et périlleux voyages, les misères de toute espèce qu'ils éprouvent, l'influence de la mer et des climats brûlans qu'ils parcourent, telles sont les causes qui les engendrent.

J'en vis plusieurs exemples dans le cours de l'hiver dernier; l'abondance de la matière m'empêcha d'en faire mention. Deux s'offrirent de nouveau ce mois-ci : un s'étant terminé par la mort, je le rapporterai de préférence, afin qu'on puisse se faire une idée des désordres multipliés que laissent après elles ces terribles affections.

XXe. Observation.

Homme, vingt-cinq ans. Fièvre bilieuse putride : symptômes graves; amendement, récrudescence, vomissemens, ictère, pétéchies; mort. Sérosité dans la plèvre, pétéchies sur le péritoine, estomac sain, foie gangréné, iléon enflammé.

Un marin, grand et robuste, âgé de vingt-cinq ans, après avoir souffert d'une longue traversée, vint à l'Hôtel-Dieu le 27 mars, dans l'état suivant : toute la peau était brune, hâlée, âpre et sèche; la face plus jaune que le reste du corps, le pouls fréquent, la tête lourde, les membres contus. Il fut émétisé le 28 et purgé le 30; le 31, la langue se sèche, l'œil devient vif, brillant; la soif se fait sentir; on ajoute aux boissons le sirop de kina dans la limonade et une purgation. Le 2 avril, ictère général, et douleur épigastrique qui se dissipe promptement; les jours suivans, la fièvre tombe, la langue s'humecte, la peau s'assouplit, l'appétit se fait sentir. (Sirop de kina, limon., soupe.) Les forces parurent se rétablir; le malade se leva et se promena dans les salles. Ce mieux ne fut pas de longue durée; le 8, on le trouve abattu, la figure tirée, le pouls lent, mou et petit ; il est tourmenté de nausées, et bientôt de vomissemens continus, la langue et la peau restent humides ; la teinte ictérique persiste ; aucun symptôme ne se montre vers la poitrine. (Lav. purgat., pilules. fond.) Le 10, la langue se sèche, les vomissemens persistent ; il accuse une douleur vive à la région des reins (julep anti-émétique) ; les forces s'épuisent rapidement. Le 11, la douleur des reins est plus violente, la langue est alternativement sèche et humide. (Vésicat. au flanc.) Le 12, la douleur devient intolérable (ventouses aux reins) ; agitation, délire, éruption générale de boutons saillans, qui se convertissent en peu d'heures en pétéchies noires. Mort le soir.

Autopsie trente-six heures après la mort. Les membres sont flexibles, tout le corps marbré de pétéchies.

Sérosité abondante dans la plèvre droite ; poumons sains, mais tachés à leur surface de pétéchies analogues à celles de la peau ; on les retrouve aussi, quoique moins nombreuses, sur le péritoine qui revêt l'estomac, le diaphragme, le foie, le mésentère, les intestins. L'estomac et le duodénum n'offrent aucune altération ; le foie était d'un jaune citron, sablé de gris ; plusieurs portions non circonscrites étaient brunes et sans consistance, sans trace de pus ; une longueur de deux pouces d'iléon conservait les marques d'une inflammation vive ; mais nulle part, à l'intérieur des cavités, je ne trouvai d'ulcères ni de pétéchies.

Chez le second marin, la maladie se présenta au début avec un caractère encore plus sérieux ; l'effort morbifique se partagea entre la poitrine, le foie et les organes digestifs. La surdité vers le 12e. jour, et des sueurs abondantes firent présager une heureuse issue. La maladie fut longue, la convalescence difficile. Une gêne de la respiration, malgré la sonoréité du thorax, un sentiment de pesanteur et de tiraillement dans l'hypocondre droit, qui forçait le corps à s'incliner de ce côté dans la marche, me firent penser que, chez lui, les désordres s'étaient bornés à des adhérences des plèvres entre elles et entre la portion du péritoine qui revêt le foie, soit supérieurement, soit inférieurement.

Le mois d'avril donna encore lieu à des éruptions de diverse nature : des clous, des furoncles, des zona, des érysipèles, suivis de suintemens muqueux, abondans et tenaces. Ces affections, sans danger, devaient être respectées comme dépuration salutaire que la nature opérait. Des boissons amères ou rafraîchissantes, des sucs d'herbes, des bains, peu d'applications locales, suffirent pour leur guérison.

Les fièvres d'accès présentèrent indistinctement tous les types ; la plus grande partie céda aux évacuans, les autres au sulfate de kinine.

Les phthisiques abondèrent. La saison, qui, en aggravant le mal des uns, les forçait à chercher un asile dans l'hôpital, délivrait les autres de leurs longues souffrances. Quinze périrent dans le courant du mois, qui fut également critique pour un bon nombre d'affections chroniques des autres parties du corps.

Parmi les nombreux malades qui vinrent avec des symptômes de phthisie pulmonaire, un d'eux, espérant se débarrasser du poids qui l'oppressait, avala, non sans peine, une balle de plomb de calibre ; dès qu'elle fut dans son estomac, il travailla, mangea à-peu-près comme de coutume, et la rendit après vingt-deux jours, sans aucun accident.

MAI.

Le commencement de mai différa peu de la fin d'avril : même température, temps également sombre et nuageux. Vers le 10, les vents tournèrent au nord ; dès-lors, l'air se refroidit, et les pluies journalières, les bourrasques, étaient d'autant plus sensibles que le vent du nord leur donnait une nouvelle intensité. Il ne cessa de souffler jusqu'à la fin du mois ; seulement, pendant les derniers jours, le temps devint pur, le soleil brilla constamment, et la température, fort élevée dans le milieu du jour, était froide le soir et le matin. La température moyenne fut de dix degrés, le baromètre s'écarta peu de vingt-huit pouces.

Les affections que j'ai déjà signalées comme dues à l'influence du printemps, continuèrent à régner. Les fièvres graves furent nombreuses et pleines de danger ; les inflammations des viscères ou des membranes ne furent ni moins sérieuses ni moins fréquentes ; elles étaient remarquables par leur diversité, et, quoique dues, comme ces dernières, à la pléthore, à l'effervescence du sang et des autres humeurs, au mouvement rapide que produit dans le corps la présence du printemps, elles furent loin d'affecter constamment le même organe. Les pleurésies, les pneumonies, les fièvres d'accès, doivent cependant être mises au premier rang. J'en ai parlé assez longuement ailleurs pour pouvoir ici les passer sous silence. On vit ensuite des péritonites, des rhumatismes, des fluxions, des hémoptysies, et une arachnitis promptement mortelle sur une fille de douze ans. Parmi les péritonites, quatre eurent lieu sur des femmes, trois à la suite d'accouchemens laborieux ; une d'elles fut mortelle. La quatrième, qui eut le même sort, dut sa maladie à l'imprudence de se laver à l'eau froide le huitième jour après sa délivrance. Son histoire sera consignée plus bas.

Les varioles, au nombre de dix, toutes confluentes, offrirent des signes alarmans et un grand danger. Il est à remarquer qu'on n'eut pas à traiter un seul malade de la rougeole, quoique cette éruption fût alors fréquente dans la ville ; ce que j'attribue à ce qu'elle ne porta pas sur les quartiers les plus populeux et les plus pauvres, ou bien à ce qu'elle fut trop bénigne pour qu'on eût recours à l'hôpital.

On vit un bon nombre de flux bilieux et dysentériques, ainsi que des hydropisies, qui leur succédaient lorsqu'ils étaient chroniques.

Les apoplexies furent peu meurtrières ; mais ce mois-ci, comme le précédent, devint funeste aux phthisiques, ainsi qu'aux vieillards grabataires qui languissaient depuis long-temps à l'hospice.

Deux militaires furent soumis à l'usage de la digitale pour des palpitations violentes qui les tourmentaient depuis plusieurs mois. Un, parvenu à la dose de quatre grains, ne put la supporter ; l'autre n'en obtint aucun effet sensible.

La variété des affections ne prêtant à aucun rapprochement intéressant, je consignerai quelques faits isolés tels qu'ils se présentèrent.

XXIe. Observation.

Femme, quarante-cinq ans. État adynamique; mort. Énorme abcès du foie.

Une femme de quarante-cinq ans, usée par la misère bien au-delà de ce que son âge le comportait, fut apportée à l'Hôtel-Dieu, dans un état tellement grave, qu'on ne put tirer d'elle d'autre renseignement, si ce n'est que depuis long-temps elle digérait mal et qu'elle souffrait de l'estomac et du côté. Ses chairs étaient molles, sa peau aride et de couleur bise, les forces épuisées, la langue sale et d'un rouge vif à son pourtour; la figure pâle; le pouls fréquent, sans résistance; le ventre très-souple, quoique sa pression développât de la douleur. Quelques grains d'ipécacuanha lui furent donnés, ainsi qu'une tisane adoucissante. La peau devint plus âpre, la langue se sécha et prit une couleur uniformément rouge. Même inertie et mollesse du pouls. Le sirop de kina fut ajouté aux boissons; la manne en lavage remédia à la constipation. La langue s'humecta et se sécha plusieurs fois; les forces tombèrent de plus en plus; la figure se tira; la prostration, le découragement, la faiblesse extrême du pouls précédèrent la mort, qui eut lieu le neuvième jour de son entrée.

Autopsie. La tête ne présenta point de désordre; les ventricules ne contenaient point de sérosité, et pourtant la membrane mince qui les tapisse, était assez résistante pour se laisser soulever par le scalpel, dans une étendue assez considérable. Sauf quelques légères adhérences, la poitrine n'offrit rien à noter. En introduisant la main sous le diaphragme pour soulever le foie, je détruisis de légères adhérences, et de suite un énorme flot de pus m'inonda. Le foie, dans sa presque totalité, était converti en un vaste foyer purulent qui, au moindre effort, eût pu s'ouvrir dans le ventre, ou se faire jour, à travers le diaphragme, dans la poitrine, comme il en existe des exemples. Cet abcès était uniquement formé aux dépens du foie, sans kyste, sans membrane qui le circonscrivît. Ce qui n'était pas purulent dans sa substance, était mou, flasque, réduit en une substance molle et sanieuse. La désorganisation était tellement complète que je ne pus pousser mes recherches plus loin de ce côté. L'estomac et les intestins, ouverts dans leur presque totalité, avaient une teinte grise qui leur paraissait propre; mais aucun point de leur cavité ne renfermait de traces de rougeur, d'épaississement, ni d'ulcération.

XXIIe. OBSERVATION.

Femme, soixante-sept ans. Symptômes d'étranglement interne, vomissemens continus. Guérison par l'émétique.

Une femme de soixante sept ans, grosse et courte, vint à l'Hôtel-Dieu avec des symptômes d'étranglement interne qu'elle disait avoir déjà plusieurs fois éprouvés. Elle vomissait continuellement un liquide abondant, fétide, jaune comme la matière fécale. Je m'assurai avec le plus grand soin qu'il n'existait chez elle aucune trace de hernie. Des lavemens purgatifs, de la manne en lavage, des calmans variés ne purent modérer les vomissemens, qui durèrent sept jours entiers. Le huitième on fut plus heureux, en tentant deux grains d'émétique; ils donnèrent lieu à des selles bilieuses noirâtres, excessivement abondantes; dès-lors le ventre se détendit, les vomissemens disparurent, et la malade fut guérie. Mais la répétition de ces accidens fait penser qu'ils sont dus à une disposition interne, soit adhérence, soit rétrécissement qui lui deviendra inévitablement funeste.

Je me suis fait une loi de consigner de préférence les cas de fièvres graves terminées d'une manière fâcheuse, afin de faire connaître les désordres qu'elles entraînent. Je dérogerai à cette loi en rapportant un exemple de succès, choisi sur un grand nombre, pour prouver que les signes les plus graves ne doivent pas toujours faire désespérer du salut.

XXIIIᵉ. Observation.

Homme, vingt-un ans. Fièvre bilieuse putride; état avancé; symptômes très-graves. Camphre, sirop de kina, purgatif. Guérison.

Un homme de vingt-un ans fut apporté, dans un état avancé d'une fièvre bilieuse putride, qui ne permit aucun renseignement. Tout ce qu'on put présumer, c'est qu'il était au onzième ou douzième jour. Les forces étaient anéanties, les sens obtus, l'œil terne et errant, le délire continuel, la peau aride, la langue sèche et noire, la bouche fuligineuse; le ventre serré, tendu; le pouls mou, large et fréquent. (Limon., sir. de kin., pil. camphr.) Le 15, sueur grasse et fétide, ventre plus tendu. (Lav. purgat.) Le 16, ventre moins haut, tête moins lourde; les autres signes persistent. Le 17 (lav. purg.); le 18, le ventre tombe à la suite des évacuations; mais, le 19, tout devient plus alarmant. Les mâchoires se serrent; les yeux, éteints, sont convulsivement tirés en haut; la respiration haute, oppressive, s'accompagne, à chaque expiration, de la dilatation passive des muscles buccinateurs. La résolution des forces est complète, le pouls est insensible. (Synap. aux genoux, vés. aux jambes.) Le 20, réaction vive. (Camph., sir. de kina, limon.) La connaissance revient; une légère irritation vers la poitrine se décèle par de la toux. (Looch, sir. d'althéa.) La langue et les lèvres s'humectent, l'enduit noirâtre se détache. Le 22, un flux abondant eut lieu; dès-lors, le malade entra en convalescence. Grâce à son âge, elle fut franche et rapide; il sortit guéri après un mois de séjour.

Je terminerai l'historique de ce mois par la péritonite mortelle dont j'ai fait mention plus haut.

XXIVe. Observation.

Femme, vingt-sept ans. Péritonite puerpérale. Mort; autopsie.

Une femme de vingt-sept ans, dont la couche avait peu marché, sortit le septième jour par un temps froid et humide. Forcée de vaquer aux soins de son ménage, elle ne tarda pas à ressentir des douleurs dans le ventre, par la suppression de toute espèce d'écoulement. Elle résista tant qu'elle put, et se rendit à l'Hôtel-Dieu le dixième jour depuis sa sortie. Le ventre était tendu, douloureux; point d'urine la peau sèche, la fièvre très-modérée. (Infus. capill., lav., foment., ipécac. 18 gr.) Elle ne vomit pas, mais eut le lendemain quelques selles. La peau était pâle, le pouls mou. Le quatrième jour, vomissemens et selles bilieuses spontanées. (Sir. d'ipéc.) Le 9, le ventre était tendu et douloureux; la fièvre s'exaspérait; le soir, le flux continua. (Eau de riz, sirop d'ipéc.) Le 13, le pouls perd de son volume et de sa consistance, les yeux s'enfoncent, les forces tombent. (Vin sucré.) Le 14, frissons, spasmes, sueur froide, débilité; mort le quatorzième jour.

Autopsie. Poumons sains; épanchement dans une plèvre, avec commencement d'adhérences. Les intestins réunis en une seule masse par des adhérences encore peu solides, s'écartaient pour former dans le bassin une vaste cavité, divisée en deux par la matrice, et remplie d'une énorme quantité d'un liquide séro-purulent, mêlé de flocons albumineux, fort denses, qui en outre tapissaient le pourtour de ce vaste foyer. Les intestins grêles, non plus que le colon, ne présentaient aucune altération. Je m'en assurai avec d'autant plus de soin que la diarrhée avait été continuelle pendant les derniers jours.

JUIN.

Le vent du nord, qui s'était élevé à la fin du mois précédent, continua pendant celui-ci à souffler avec violence; il chassa les nuages, et modéra l'ardeur du soleil qui brillait de toute sa force et de tout son éclat. Un orage survenu le 9 dérangea le temps, et ramena la pluie. Le vent du nord, dominant par intervalles, ajoutait à l'humidité une sensation de froid désagréable autant qu'insolite. Ce fut au point que le 19 le thermomètre descendit à cinq degrés au-dessus de zéro. A l'exception de quelques jours de soleil, le reste du mois fut sombre, pluvieux, et plus froid que l'été, dans lequel on entrait, ne devait le faire espérer. La température moyenne fut de treize degrés. Le baromètre s'écarta peu de vingt-huit pouces, mais fut plutôt au-dessous qu'au-dessus. Les vents du nord et du sud se partagèrent également les jours.

L'ébranlement causé dans l'atmosphère par un vent impétueux, fut loin de produire sur nos corps un effet défavorable. L'air qui nous environne se renouvelle et s'épure par l'agitation. Les couches les plus inférieures, celles qui pèsent directement sur nos têtes, enfantent des vapeurs, se chargent de miasmes, s'altèrent par les émanations qui s'élèvent de la surface du globe. Une longue stagnation transformerait l'air vital en gaz délétère, si les pluies, les orages, les courans d'air, les vents violens ne lui rendaient, avec le mouvement, le don d'entretenir la vie. C'est, je pense, à cette cause, autant qu'à l'été dont nous approchions, qu'on dut le petit nombre de maladies nouvelles qui survinrent dans ce mois. Elles n'offrirent point de particularités remarquables; seulement leur marche plus parut lente, la terminaison moins franche, et le rétablissement plus difficile que la saison n'eût dû le faire présumer.

Le vent du nord, qui souffla d'abord, donna, même aux jours de chaleur, quelque chose d'aride, ce qui devenait plus marqué dès que le soleil se voilait ou quittait l'horizon. Lorsque des pluies continuelles eurent remplacé le beau temps, les convalescens, confinés dans leur lit, privés d'exercice, forcés de respirer l'air des salles, rattrapaient avec peine leurs forces et l'appétit. Souvent l'embarras des premières voies, des mouvemens de fièvre, des douleurs vagues, des points douloureux, des quintes de toux, des vomissemens bilieux, des crachemens de sang, ou autres accidens, retardaient la guérison. Cet effet fut également appréciable sur les maladies chroniques; ceux qui en étaient atteints ne purent encore jouir du bienfait d'une saison qui calme leurs souffrances, allège leurs maux, et, pour un temps du moins, leur permet de se livrer à l'espérance. Aussi ne vit-on point de ces émigrations qui rendent l'hôpital à moitié désert. L'on apporta au contraire un certain nombre de vieillards usés par l'âge et les infirmités, qu'un printemps doux eût pu ranimer, mais qui, privés de ce secours, ne promettaient plus que quelques jours d'existence.

On vit aussi un grand nombre d'hydropisies. Ces affections n'étaient point dues rigoureusement au mois que nous parcourions; liées la plupart à des maladies organiques, soit du ventre, soit de la poitrine, elles durent leur existence au printemps, qui accélère le cours de nos liquides et produit dans l'économie une fermentation générale; aux approches de l'été, qui relâche et détend nos tissus; à l'influence de l'humidité, qui amollit nos corps et s'oppose aux sécrétions par la peau et la muqueuse pulmonaire, devenues plus nécessaires par la turgescence des liquides et la distension des solides. De là, ces accumulations de sérosité dans les mailles du tissu cellulaire, ces bouffisures de la face, ces œdèmes des jambes précédés d'oppression, d'étouffemens; ces infiltrations séreuses de tout le tissu muqueux et des cavités membraneuses. Je ne parle point ici de ces hydropisies circonscrites dues à des inflammations aiguës ou chroniques du péritoine, précédées de douleurs et de symptômes fébriles; non plus que de celles qui se forment rapidement par défaut d'équilibre entre l'exhalation et l'absorption, par la suppression brusque de la transpiration, ou l'ingestion d'une plus grande quantité de liquide que les voies urinaires n'en peuvent éliminer. Celles dont je veux parler se manifestent lentement, s'annoncent par un léger gonflement des pieds, que dissipe le repos du lit; ce symptôme augmente chaque jour, et s'étend à tout le membre inférieur, qui conserve l'impression du doigt sans changer de couleur. Cette distension augmente sans cesse, tiraille la peau, la rend douloureuse, l'enflamme et l'ulcère quelquefois. Le moindre choc, la moindre écorchure donne lieu à des suintemens abondans, à des érysipèles difficiles à guérir. Souvent des vessies soulèvent l'épiderme, et des écoulemens séreux considérables, survenus spontanément, soulagent les malades. L'art, par des mouchetures, des vésicatoires, imite parfois avec succès ces efforts de la nature. Le mal se borne rarement aux extrémités inférieures : bientôt les parois abdominales, la cavité même du péritoine, sont envahies, et, par suite, tout le reste du corps. Alors les malades sont pâles, livides, bouffis, sans force, tourmentés d'oppression, et menacés d'une suffocation continuelle. Cet état offre peu d'espoir; il dépend de toux rebelles, d'infiltrations, d'engouemens muqueux du parenchyme du poumon, d'asthmes, de rétrécissemens, de dilatations, d'ossifications du cœur ou des gros vaisseaux, d'hépatisations ou d'épanchemens, suites de pleurésies, de pneumonies incomplètement terminées, etc., toutes causes également au-dessus des ressources de l'art. Quelques-unes de ces hydropisies paraissaient uniquement dues à la débilité ou bien à des évacuations excessives; elles se rencontrèrent de préférence sur des femmes, parce que leur constitution molle s'y prêtait davantage.

Le repos au lit, des boissons expectorantes et apéritives qui réveillaient l'action de la muqueuse pulmonaire et de la vessie, le vin nitré, la scille, sous diverses formes, produisaient un soulagement constant. Lorsque les forces le permettaient, des purgatifs, tels que le jalap, le nerprun, l'eau-de-vie allemande, faisaient une heureuse diversion, en appelant vers le tube intestinal un excès de sérosité que le défaut d'exhalation et l'embarras de la circulation avaient accumulé dans le tissu cellulaire. Faibles ressources contre de si grands maux ! Les plus affaiblis périrent assez promptement ; les autres, soulagés pour un temps, éprouveront le même sort après de plus longues souffrances.

RÉFLEXIONS SUR LE PRINTEMPS.

Pendant la longue période que nous venons de parcourir, je me suis arrêté chaque mois aux maladies qui paraissaient lui appartenir plus spécialement, comme ferait un voyageur qui décrirait successivement les productions des diverses contrées qu'il explore. Fidèle à cette marche, je n'ai fait qu'énumérer certaines affections dues à des dispositions individuelles, à des causes évidentes ou occultes, mais qui agissent sans interruption et se montrent sporadiquement pendant tout le cours d'une année. Peu d'entre elles sont aussi dignes d'attention que les varioles et les fièvres catarrhales. Nous allons dire quelques mots sur les éruptions qui surviennent dans le cours de ces dernières, et qui sont si généralement redoutées, les choisissant de préférence, parce qu'elles furent très-fréquentes l'hiver dernier; nous réserverons les autres pour un temps plus éloigné.

Il n'aura pas sans doute échappé au lecteur que, parmi les signes que présentèrent les péripneumonies d'hiver, nous n'avons pas une seule fois rencontré d'éruptions. Nous avons fait mention des éruptions de suite converties en pétéchies noires dans les fièvres de mauvais caractère; mais ce signe seul ne peut en faire une espèce particulière. C'est un symptôme des plus graves que j'ai toujours vu suivi de la mort, et que l'on doit mettre à côté des convulsions, des gangrènes, des hémorrhagies passives. C'est un cri d'alarme, un dernier effort de la nature aux abois, mais qui ne peut être regardé comme signe essentiel, puisqu'on ne le voit pas constamment, qu'il ne survient qu'à une période avancée, et qu'il ne s'est point montré chez ceux qui ont survécu. C'est donc à tort que plusieurs auteurs en ont fait une espèce propre sous le nom de fièvres pétéchiale pourprée, etc.; car, en suivant cette marche, il faudrait faire autant de classes qu'il y avait de signes différens. Ce phénomène seul est loin de constituer une maladie grave : il annonce un extrême danger dans une fièvre aiguë; mais, isolé, il ne doit inspirer aucune crainte. On ne confondra pas, j'espère, avec les fièvres de mauvais caractère, les deux histoires suivantes; et, cependant, les pétéchies existaient dans l'une et l'autre.

XXVe. Observation.

Homme, treize ans, Pétéchies noires, expuition sanglante. Guérison.

Un enfant de treize ans fut couvert, en vingt-quatre heures, des pieds à la tête, de pétéchies noires, larges comme une lentille. Apporté le lendemain à l'Hôtel-Dieu, il était pâle, abattu, mais n'avait point de fièvre. Il cracha pendant six jours un sang noir, fluide, à la dose de trois à quatre onces par jour. Cette énorme évacuation ne lui fut point funeste : l'appétit se fit sentir dès le troisième jour ; les gencives étaient saines, et le sang semblait exhalé par la muqueuse du pharynx, et rendu par une simple expuition ; il n'en parut point dans les selles. On lui donna des alimens légers et une simple limonade. Ces taches de la peau offrirent au doigt une légère saillie, puis disparurent en jaunissant comme une ecchymose ordinaire.

XXVIe Observation.

Femme, vingt-deux ans. Pétéchies suite d'une affection scorbutique.

Une fille, âgée de vingt-deux ans, vint de Louviers à l'Hôtel-Dieu, couverte de pétéchies, des pieds à la tête ; il y en avait de noires, de brunes, de roses, de jaunes, de dimensions variées. De plus, elle avait une large ecchymose sur le sein.

Depuis trois mois, elle était dans cet état ; sa figure était pâle, jaunâtre, ainsi que la peau du reste du corps ; ses gencives étaient saines ; elle crachait et mouchait chaque jour une petite quantité de sang noir, fluide, et n'était plus réglée depuis cet accident. Ses forces étaient diminuées, mais elle n'avait perdu ni l'appétit, ni le sommeil, et n'éprouvait point de douleurs; elle sortit au bout de deux jours, ne pouvant supporter l'ennui qu'elle éprouvait.

Nous voyons là une même maladie aiguë et chronique. L'extravasion du sang sous la peau, son exhalation par les muqueuses, signes si fâcheux dans les fièvres aiguës, ne furent point alarmans, parce que ces symptômes constituaient à eux seuls tout le mal. Dans les observations citées plus haut, le danger n'existait pas, parce qu'il y avait des pétéchies; mais les pétéchies existaient parce qu'il y avait du danger. Par conséquent, nous n'admettons point de fièvres dont le caractère distinctif soit une éruption pétéchiale. Nous allons voir si l'on peut, avec plus de fondement, admettre d'autres fièvres dont le signe propre soit une éruption miliaire. Si nous rencontrons ce phénomène dans des affections de nature différente, dans des maladies aiguës et chroniques, dans les fièvres les plus graves, comme les plus bénignes, à toutes les périodes indistinctement; si nous le voyons paraître et s'évanouir sans influer en rien sur leur marche et leur terminaison; si la mort frappe indistinctement ceux qui ont ou n'ont pas d'éruptions, nous serons amenés à cette conclusion naturelle, que cet accident si redouté n'est d'aucune importance, qu'il est tout-à-fait insignifiant, qu'il ne réclame pas plus de moyens particuliers qu'une sueur, un flux, des vomissemens, un délire léger, etc., que l'on voit survenir sans effroi, et que la crainte qu'il inspire, la fausse route qu'il fait prendre, en font souvent le danger.

Lorsque j'arrivai à l'Hôtel-Dieu, si je ne partageais pas entièrement les craintes des gens du monde et de quelques médecins, relativement aux éruptions dans les fièvres catarrhales et bilieuses, je possédais trop peu de faits pour avoir une opinion fixe. J'étais encore indécis; je me promis de profiter de ma position pour m'éclairer, et je dirigeai toute mon attention vers l'étude de ce phénomène dans un lieu qui me paraissait surtout propre à le reproduire. Je fus long-temps avant que d'en entendre prononcer le nom. Je me demandais si cela tenait à ce qu'elles étaient rares ou méconnues. J'examinai avec la plus scrupuleuse attention la peau des malades, et je la vis souvent recouverte d'exanthèmes de nature variée, tantôt de petits boutons blancs ou rouges à leur pointe, qui, après avoir duré quelques jours, se terminaient par une desquammation sensible; tantôt de plaques rouges irrégulières, analogues à celles du typhus, ou simplement de petites taches qui donnaient à la peau une apparence pointillée; précédées de sueurs, paraissant à des époques indéterminées, elles persistaient ou s'évanouissaient sans produire aucun changement sensible, sans qu'on s'écartât pour elles du traitement adopté. Leur rareté, leur bénignité, le peu d'importance qu'on y attachait, me firent penser que le traitement était pour beaucoup dans leur marche et leur production.

Une éruption se montre-t-elle dans le cours d'une maladie aiguë (ce qui a lieu surtout quand au début on a négligé les évacuations nécessaires), aussitôt l'alarme se répand; le médecin, moitié par la crainte du blâme en cas d'événement fâcheux, moitié par conviction, augmente la terreur en la partageant. Dès lors toute autre indication est méconnue; on ne voit que sueur, que crise, qu'il faut surtout respecter et favoriser. Des boissons diaphorétiques sont prodiguées; on ferme les croisées, on clot les rideaux avec le plus grand soin, on défend de changer le linge de corps, fût-il sali depuis plusieurs jours par la sueur et les autres excrétions. Heureux le malade quand on n'augmente pas le nombre des couvertures. On interdit le moindre mouvement: on est bien loin d'oser donner un lavement. Pendant ce temps, l'indication première est méconnue, les accidens croissent, les forces s'épuisent, le délire survient; la nature, embarrassée dans sa marche, et poussée vers une voie qu'elle ne s'était point choisie, s'épuise en efforts incomplets, et souvent le malade succombe à une affection qui de sa nature n'était point mortelle. Si le salut, dans ces cas, dépendait de la persistance de l'éruption et des soins que je viens d'indiquer, les malheureux seraient voués à une mort certaine dans les hôpitaux, où, couverts légèrement, ils ne prennent pas leurs boissons constamment chaudes, où l'air circule librement autour de chaque lit, où les croisées sont ouvertes plusieurs fois le jour pour dissiper la mauvaise odeur, où le linge est renouvelé chaque fois qu'il est sali, où des lavemens et de doux évacuans sont constamment donnés avec succès dans le cours de la maladie; et cependant on voit des sueurs abondantes quand la nature les commande; il survient des éruptions, plus rares à la vérité, mais bénignes, mais douces, et qui, abandonnées à elle-mêmes, ne sont qu'un symptôme de plus.

Que penserait-on d'un médecin qui, aux premiers signes du délire, envelopperait chaudement la tête du malade, lui prodiguerait des boissons stimulantes, se garderait d'entretenir la liberté du ventre, et augmenterait par tous les moyens qui sont en son pouvoir la congestion passagère qui s'établit vers le cerveau? Devrait-il s'étonner qu'un délire furieux succédât au trouble des idées, les convulsions à des spasmes légers? Devrait-il être surpris de voir la maladie changer de caractère, et ce qui n'était qu'un signe fugace, devenir un symptôme alarmant ? Quoique depuis quatre années pas un seul fait ne soit venu ébranler ma conviction, je serais moins hardi à me prononcer, si je n'avais que le résultat de ma propre expérience ; mais je suis fort de celle d'un praticien dont l'opinion, depuis trente ans, n'a pas varié sur ce point, et dont la pratique, dans ces cas, est couronnée d'un succès constant. Hâtons-nous d'arriver aux faits. S'ils paraissent peu nombreux, peu tranchés, c'est que, dans le cours d'une seule année, il ne m'a pas été donné d'en recueillir davantage.

XXVIIe. Observation.

Homme, vingt-sept ans. Fièvre catarrhale, éruption. Guérison.

Un homme de vingt-sept ans vint à l'Hôtel-Dieu pour une affection catarrhale, qui, bien que intense, le tourmentait depuis trois semaines. Aux signes ordinaires dans ce cas, il joignait un air stupide, hébêté, sans pourtant délirer. La langue était uniformément rouge, lisse et humide, la peau souple et recouverte d'une éruption de petites plaques rouges, sans aucune saillie: deux grains d'émétique, suivis d'un laxatif le troisième jour, emportèrent l'éruption et la maladie qui l'avait causée.

XXVIIIe. Observation.

Femme, trente-huit ans. Fièvre catarrhale; éruption le vingtième jour. Guérison.

Une femme de vingt-sept ans vint le 7 janvier pour une fièvre catarrhale intense, qui datait de huit jours, et s'accompagnait d'oppression, de toux, et d'une expectoration abondante, muqueuse et sanglante. (Tisan. pector., looch, kermès.) La fièvre se soutint pendant quelques jours; un laxatif répété deux fois, et l'oxymel scillitique ajouté à ses boissons, furent les seuls remèdes employés. Le vingtième jour, il survint une éruption de plaques rouges, plus sensibles au col, aux mains et à la face, que sur le reste du corps; on en tint peu de compte. La malade sortit guérie le 2 février.

XXIXe. Observation.

Femme, vingt-six ans. Fièvre catarrhale; éruption le dix-septième jour. Guérison.

Une femme de vingt-six ans vint le 2 janvier pour une fièvre catarrhale caractérisée par la céphalalgie, la rougeur des yeux, l'oppression, la toux, une expectoration muqueuse, abondante, le pouls fébrile, la langue saburrale, et le goût pâteux. (Tisan. pect., looch, oxym. scillit.) Des laxatifs doux furent donnés dans le cours de cette fièvre, qui marchait avec une grande simplicité. Le 19 janvier, des sueurs abondantes précédèrent une éruption miliaire, qui couvrit le ventre, les cuisses et la poitrine. Elle persista quatre ou cinq jours, et se termina par desquammation, accompagnée de vives démangeaisons. La fièvre n'en suivit pas moins sa marche, et ne céda que plusieurs jours après. La malade sortit guérie le 31 janvier.

XXXe. Observation.

Homme, dix-huit ans. Angine, éruption. Guérison.

Un jeune homme de dix-huit ans vint le 18 mars pour une angine intense, qui datait de trois jours. Douze sangsues au col rendirent la déglutition et la respiration plus libres, sans beaucoup diminuer la douleur. La langue était saburrale, deux grains d'émétique donnés le lendemain l'évacuèrent abondamment par haut et par bas. Dès-lors, tous les symptômes tombèrent. Le 23, une sueur générale fut suivie d'une éruption de plaques rouges sur tout le corps, analogues à celle d'un second jour de rougeole. Un laxatif fut néanmoins donné le lendemain avec le succès accoutumé. Il sortit guéri le 9 avril.

XXXIe. Observation.

Homme, trente-neuf ans. Fièvre catarrhale, éruption. Guérison.

Un homme de trente-neuf ans qui, depuis quinze jours, avait une affection catarrhale, malgré laquelle il allait toujours à son travail, fut obligé, par l'ardeur de la fièvre, de se mettre au lit le 1er. avril. Le 2, une sueur abondante s'établit, et une éruption générale couvrit tout son corps. Il fut, dans cet état, apporté à l'Hôtel-Dieu. Le pouls était large, fébrile; la peau souple, humide, l'expectoration facile, l'éruption abondante, et simulant un début de variole confluente. (Loock oxym.) Le 4, l'éruption, abandonnée à elle-même, pâlit et disparut, sans desquammation. Le 5, il n'y avait plus de fièvre; le 6, il sortit, promettant de ne reprendre son travail qu'au bout de quelques jours.

XXXIIe. Observation.

Femme, vingt-cinq ans. Couche; fièvre le septième jour, éruption; Guérison.

Une femme de vingt-cinq ans heureusement accouchée depuis sept jours, eut le huitième un mouvement de fièvre, à la suite duquel elle fut couverte, des pieds à la tête, de plaques rouges, sans saillie de la peau. Elle fut transportée le même jour de la gésine à l'infirmerie. Elle avait un peu de fièvre, de l'oppression et de la toux. (Orge, capill., manne.) Plusieurs selles eurent lieu. Le 20, l'éruption pâlit et disparut ; la chaleur tomba avec la fièvre : cependant la figure exprimait un malaise intérieur. Le soir, il survint du délire, et la langue, quoique humide, était rouge. (Camph. dans un looch) Le 22 tous ces symptômes avaient cessé. Le 24, elle eut une épistaxis. Le 3 mai elle sortit guérie.

Si je ne m'étais interdit toutes citations étrangères à l'Hôtel-Dieu, il me serait aisé de rapporter les histoires nombreuses de femmes récemment accouchées, chez lesquelles il survenait des éruptions miliaires ou autres, qui ont disparu sans inconvénient, ou ont marché sans trouble, en faisant circuler l'air autour du lit, en renouvelant le linge devenu irritant par un trop long usage, en tenant le ventre libre, soit avec un minoratif, soit avec de simples lavemens.

XXXIIIe. Observation.

Homme, trente-trois ans. Fièvre catarrhale, sueur, délire, éruption. Guérison.

Un homme de trente-trois ans vient à l'Hôtel-Dieu, le 25 janvier, avec les signes d'une fièvre catarrhale intense; céphalalgie, rougeur des yeux et de la face, toux, oppression, chaleur brûlante. Un grain d'émétique en lavage détermina d'abondantes évacuations, à la suite desquelles la peau se détendit et se couvrit d'une sueur abondante. La langue, recouverte d'une épaisse couche de limon, était à son extrémité d'un rose vif. (Tis. pect., looch, oxym. scill.) Le 28, délire et éruption générale de boutons miliaires, saillans et pointus : le pouls sembla perdre de sa fréquence. Le 29, l'éruption pâlit; le 30, elle disparut. Un purgatif donné le même jour termina la maladie. La convalescence fut rapide.

XXXIVe. Observation.

Femme, vingt-cinq ans. Fièvre catarrhale, éruption mobile, délire, état nerveux, flux, escarre au sacrum. Guérison.

Une femme de vingt-cinq ans vient, le 14 janvier, avec les signes d'une fièvre catarrhale peu intense. Un grain d'émétique fut donné, et elle fut mise à l'usage de la tisane miellée et de l'oxymel scillitique. Le 18, la fièvre, la toux, l'oppression augmentèrent, l'expectoration était muqueuse, abondante, la langue sale, humide, la peau chaude sans âpreté. Le 21, trois onces de manne furent données. Le 22, tout le corps fut couvert d'une éruption de petites plaques rouges, plus sensibles le soir au moment de l'exacerbation. L'œil était vif, brillant : le délire continu ; le pouls sans résistance. (Vésic. aux jamb.) L'éruption, le délire, l'agitation, durèrent plusieurs jours. Le pouls n'était point fréquent, la peau était molle, la langue humide ; et la malade, qui avait perdu la conscience de son état, se croyait en bonne santé. Le soir, parfois, la figure était fort colorée et la respiration oppressive. (Loock, kermès.) Le 26, quelques selles eurent lieu spontanément, et l'éruption disparut. Le délire, quoique fugace, persistait : l'état nerveux durait toujours, et les forces s'épuisaient. Le syrop de kina fut mis dans les boissons. Le 28, l'éruption reparut, et se soutint pendant deux jours pour s'effacer complètement le 30, époque où il survint une diarrhée qui termina la maladie. Une escarre au sacrum retarda la convalescence, qui commença le 2 février. Le 3 mars, la malade sortit guérie.

Voici, à peu de chose près, tous les cas où j'ai vu des éruptions se manifester : le dernier seul offrit de la gravité, ce qui ne fut nullement dû à la mobilité de l'éruption. Ce phénomène, très-fréquent dans les fièvres catarrhales, n'en fait point le danger. Parmi celles dont je viens de faire mention, pas une, peut-être, ne fut décidément critique, quoique plusieurs se soient montrées à une époque avancée de la fièvre, et que la solution ne se soit pas fait long-temps attendre. Ce n'est pas à dire que jamais elle ne se montre sous cette forme. Je l'ai plus d'une fois observée ainsi, et dans des circonstances différentes ; mais comme ce n'est point à l'hôpital, j'attendrai pour traiter ce point, que j'aie réuni de nouveaux faits. Je me bornerai à dire que les crises de cette nature sont rares, incomplètes, pleines de dangers, et que jamais on ne doit avoir pour but de les provoquer.

SAISON D'ÉTÉ.

JUILLET.

L'été commença sous de fâcheux auspices. Pendant la première quinzaine, la pluie ne discontinua point, secondée par les vents d'ouest et du sud, qui rendaient la température douce, molle, débilitante. Après quelques orages, on eut des jours d'une chaleur extrême, ce qui ne fut pas de longue durée. De nouveaux orages rafraîchirent l'air, les vents tournèrent au nord, et l'on eut une quinzaine de beaux jours. La chaleur était tempérée par le vent, le ciel était pur, mais les soirées étaient fraîches au point qu'une heure après le coucher du soleil, on pouvait, avec le doigt, recueillir sur les meubles laissés au-dehors la vapeur condensée. L'époque de la canicule ne fut point marquée par une chaleur plus considérable. Le baromètre se soutint au-dessous de vingt-huit pouces. La température moyenne fut de quinze degrés. Les vents du sud l'emportèrent de quelque chose sur ceux du nord.

A mesure que nous approchions du solstice d'été, les maladies de la tête et de la poitrine se montrèrent plus rares et moins caractérisées. Les pleurésies et les pneumonies disparurent progressivement après cette époque, et l'on vit à peine quelques hémoptisies. Les éruptions, autres que la rougeole, ainsi que les fièvres d'accès, cessèrent presque en entier; mais en revanche les symptômes morbides se portèrent sur l'estomac, le foie, les intestins, et généralement sur les organes digestifs, effet ordinaire de la saison où nous venons d'entrer, et qui jamais peut-être ne fut plus sensible que dans celle que nous allons parcourir.

Le trouble, suscité dans l'économie par le dérangement des fonctions digestives, et qui a pour cause ou pour effet l'irritation de l'estomac et des intestins, l'afflux plus considérable et la dépravation des sucs muqueux, biliaires et pancréatiques, constituent les affections dites bilieuses; mais que de degrés, que de nuances, que de variétés ne nous offrent-elles pas! Quelle distance énorme entre le simple embarras gastrique qu'enlève, comme par enchantement, une évacuation sollicitée ou spontanée, et la fièvre bilieuse, qui ne se termine qu'après deux ou trois septénaires? Quel intervalle immense ne sépare-t-il pas la fièvre bilieuse simple, bornée aux organes qu'elle affecte primitivement, et se termine sans effort par des crises qui lui sont familières, de cette fièvre bilieuse grave, véritable Prothée, qui portent son trouble sur le cerveau, la gorge, le poumon, les plèvres, la vessie, l'utérus, les articles, ou la peau, et pouvant successivement simuler ou causer les maladies les plus graves et les plus diversifiées!

Il fut aisé d'observer un grand nombre de formes sur les malades de cette nature, qui vinrent en telle affluence qu'on eût pu les regarder comme l'effet d'une cause épidémique. On le concevra en apprenant que pour le mois seul de juillet, leur nombre s'éleva à cent treize, dont quatre-vingts affectés d'embarras, soit gastriques, soit intestinaux. Les autres avaient des fièvres nuancées, depuis la plus simple jusqu'à la plus compliquée, parmi lesquelles quatre furent suivies de mort.

Les signes qui caractérisèrent l'embarras des premières voies, furent des étourdissemens, qui simulaient l'ivresse, un mal de tête continu plus fixe à la partie antérieure, la faiblesse, le brisement général, de légers frissonnemens, et de petites sueurs, le pouls petit et déprimé; la langue n'était pas constamment chargée, plus souvent pâle que rouge; mais il y avait toujours du dégoût, des nausées, un goût amer, de la tension à l'épigastre, et parfois de la sensibilité, quand on pressait cette région. Plusieurs présentèrent un trouble nerveux général, assez prononcé, des spasmes dans les muscles, une teinte ictérique, une langue lisse, rouge, avec apparence d'âpreté à la peau; les symptômes ayant cédé aux simples évacuans, je range ceux qui les éprouvèrent dans la classe des premiers, bien qu'ils parussent destinés à éprouver quelque chose de plus grave. Presque tous ces malades furent évacués, soit au moyen de l'ipécacuanha, à la dose de dix à vingt grains, soit avec l'émétique à la dose d'un à deux grains au plus. Les vomissemens bilieux, qui souvent avaient eu lieu d'avance et spontanément, nous fortifiaient dans cette indication, car c'est alors surtout qu'on peut appliquer cet axiome : *vomitus vomitu curatur*. Quelques-uns, qui, pour des causes particulières, ne pouvaient être ainsi traités, furent mis à l'usage des délayans, méthode parfois sans danger, dans les cas simples que la nature termine d'elle-même, après un tourment plus ou moins long, mais qui prolonge la souffrance et fait courir les chances d'une maladie sérieuse. Plusieurs qui, avant leur arrivée, et pendant huit, dix, ou vingt jours n'avaient usé que de boissons délayantes acidulées, étaient sans amélioration sensible, furent instantanément soulagés par des évacuations sollicitées par les émétiques. Cet état bilieux se présenta sous deux formes distinctes, bien faciles à saisir, suivant les organes plus spécialement affectés. La première, dont le siége était dans l'estomac et les annexes, s'accompagnait d'un dégoût absolu, de mal de tête, de constipation, etc...

La seconde portait sur des points plus inférieurs du tube intestinal, et se caractérisait par un flux plus ou moins abondant, la tête plus libre, peu de vertiges, la bouche moins amère, et, jusqu'à un certain point, la conservation de l'appétit et la faculté de digérer; mais aussi le ventre était embarrassé, la région des reins douloureuse, la peau moite, et des points aigus parcouraient les diverses régions du ventre. Soixante-un offrirent la première variété, et cinquante-six furent émétisés avec succès, les autres ayant été guéris par les délayans. Une tisane d'orge et de réglisse, la limonade, ou toute autre boisson analogue, était prodiguée à tous. Des évacuations abondantes de bile avaient immédiatement lieu après l'émétique, soit par haut, soit par bas, et le soulagement était prompt et manifeste. Beaucoup, malingres depuis dix ou quinze jours, demandaient instamment des alimens, le soir même du jour où ils avaient été débarrassés. Chez le plus grand nombre un purgatif fut donné le surlendemain, surtout si la langue et l'état des forces l'indiquaient. C'est une chose vraiment surprenante que la quantité de bile que les vomissemens amenaient chez certains individus, jaune, verte ou huileuse. Il répugne d'admettre que ce liquide ait été appelé par l'effet de l'émétique dans l'estomac, et que son accumulation et sa dépravation ne fussent pour rien dans la production des symptômes observés. Les gens de service employés dans la maison auprès des malades, de vieilles femmes au-delà de soixante-dix ans, qui séjournent à l'Hôtel-Dieu en attendant que l'hospice général puisse les admettre, en furent aussi affectés en grand nombre, et ne comptent point parmi ceux dont j'ai fait mention jusqu'ici.

C'est surtout chez ces dernières que l'on put voir des évacuations considérables de bile, dont la sécrétion est favorisée par leur âge, leur nourriture, l'inaction qu'entraîne leurs infirmités, et la lenteur des digestions dans un lieu peu spacieux et trop peu aéré.

Dans la seconde variété, le signe le plus manifeste était le dévoiement; l'ipécacuahna fut constamment préféré, comme bornant son action à l'estomac, et agissant ainsi comme révulsif, tonique et astringent. Dix-neuf le prirent et furent ainsi guéris. Les vomissemens qui suivaient étaient d'ordinaire plus muqueux et moins abondans que par l'émétique. Plus d'une fois le remède ne détermina que des selles, sans pour cela perdre de son efficacité. Ainsi, dans ce mois seul plus de cent individus furent débarrassés au moyen des évacuans, sans qu'on eût à regretter aucun mauvais succès.

Je n'aurais point fait mention d'affections aussi simples, aussi faciles à combattre, si leur nombre ne m'avait paru appeler l'attention d'une manière particulière. Les considérations qu'elles ont fait naître serviront d'introduction naturelle à l'histoire des fièvres qui régnèrent concurremment.

AOUT.

Ce mois fut humide et peu chaud; le vent d'ouest qui domina, ramena des pluies continuelles qui refroidissaient l'air et rendaient surtout les soirées d'une fraîcheur pernicieuse. Lorsque le soleil apparaissait pour quelques heures entre les nuages, il dégageait des vapeurs de la terre et pompait l'humidité, qui, rapidement condensée, retombait bientôt en pluie, ou formait des orages dont plusieurs furent notables par leur violence et les ravages causés par d'énormes grêlons. Un temps aussi mauvais donnait de justes craintes pour les récoltes, lorsque, le 25, le vent ayant tourné au nord, les huit derniers jours ne laissèrent rien à désirer. Le baromètre se soutint constamment au-dessus de vingt-huit pouces. La température moyenne fut de quatorze degrés; le vent d'ouest prédomina.

La ressemblance de ce mois-ci avec le précédent peut faire présumer que les maladies offrirent aussi une grande analogie : les affections bilieuses ne furent ni moins nombreuses, ni moins diversifiées; les apoplexies et les paralysies furent fréquentes, et se montrèrent, la plupart, sur des individus dans la force de l'âge, occupés en plein air à des travaux pénibles. Le nombre considérable des fièvres qui se trouvaient alors dans les salles, ouvrant un vaste champ à l'observation, je crois ne pouvoir mieux faire que d'en tracer ici l'histoire. A celles que virent naître les mois de juillet et d'août, je joindrai, par anticipation, celles que produisit le mois de septembre, jusqu'à la fin de l'été, afin que, comprenant la saison toute entière, le tableau soit moins imparfait. Je les réunirai toutes sous le même point de vue, parce que, malgré leurs formes, leur marche, leurs issues variées, elles dépendaient de la même cause, étaient l'effet d'une même constitution, et réclamaient un traitement analogue. Le nombre en fut considérable, et dépassa soixante-dix. Elles furent remarquables par leur tendance à la malignité. Leur marche fut souvent insidieuse, et celles qui offrirent le plus de danger ne débutèrent pas toujours avec les symptômes les plus alarmans.

Les signes précurseurs ne furent point autres que dans ces fièvres dites bilieuses : un mal-aise plus ou moins long, la perte de l'appétit, la diminution des forces, le brisement, des vertiges et des nausées, etc. L'invasion se manifestait par un frisson suivi de chaleur : la peau devenait âpre, chaude, quelquefois conservait son état naturel. La tête était pesante, douloureuse, les membres contus, les forces anéanties. Le pouls avait de la fréquence; rarement développé, il s'accélérait vers le soir à l'instant des redoublemens : alors, la chaleur, la soif, le mal-aise augmentaient; la figure s'animait en prenant une apparence de turgescence, qui aurait pu en imposer pour un état pléthorique, mais qui tombait avec le paroxysme. La langue chez les uns était blanche, jaunâtre, recouverte d'un épais limon, son bord étant d'un rose vif; chez les autres, elle était d'un rouge de sang, épaissie, lisse, comme vernissée; par fois aussi elle était parsemée d'une substance comme caséeuse, réunie en petites masses isolées. Elle se voyait encore sèche dans son milieu, et rude comme celle d'un bœuf, ce qui était un signe constant d'une fièvre longue et difficile à traiter. Plusieurs de ceux qui éprouvèrent les plus graves symptômes, avaient, au début, la langue dans l'état naturel, ce qui avertit de ne pas se baser sur un seul signe. La respiration plus ou moins oppressive, des points douloureux dans le ventre, la tension de l'épigastre, l'ardeur, l'élévation du ventre, le flux, et plus fréquemment la constipation, complètent le tableau qu'offrirent ces fièvres à leur invasion. Aucun symptôme particulier ne put être donné comme caractéristique. Je remarquai seulement que ceux qui se plaignirent d'une douleur vive à la région des reins, furent plus grièvement affectés, et que plusieurs périrent.

Parmi ceux qui vinrent avec les apparences d'une maladie sérieuse, dix-sept furent promptement soulagés par l'effet des évacuans. Chez eux la fièvre avorta, soit qu'ils aient rendu de la bile en abondance, soit qu'ils n'en aient point rendu. Immédiatement après le vomitif, la fièvre tombait, la peau s'assouplissait : les redoublemens du soir s'atténuaient, et la langue pâlissait progressivement. Ce travail, qui durait trois ou quatre jours, retenait les malades dans un état léger de torpeur, dont ils ne tardaient pas à sortir. On vit, dans ces cas, survenir quelques flux salutaires; mais ce fut chez le plus petit nombre, et le rétablissement avait lieu sans évacuation sensible. Deux fois la fièvre cessant d'être continue, prit le type tierce, et n'en céda pas moins, une aux purgatifs, l'autre à quelques grains de sulfate de kinine. Chez tous ceux qui, moins heureux, subirent les chances d'une maladie longue, on put remarquer les phénomènes suivans. Le trouble produit par l'émétique n'était pas de longue durée; la peau s'assouplissait de suite, perdait sa chaleur, son âpreté, et se couvrait même de sueur. Le pouls diminuait de fréquence, et souvent se rapprochait tellement de l'état naturel, que la fièvre n'était presque plus appréciable que par les redoublemens du soir. La figure cessait d'être turgescente, les yeux d'être injectés. La langue, lorsqu'elle était saburrale, se nettoyait plus ou moins vite; et si elle était sèche, elle s'humectait constamment, en conservant cependant sa couleur rouge primitive et une tendance à l'âpreté. Le mal de tête et le brisement diminuaient à différens degrés. Les malades alors restaient quelques jours dans un état équivoque, où la nature semblait flotter entre le rétablissement et l'invasion de nouveaux et de plus graves symptômes. Pendant cette période décisive, on remarquait de la stupeur, de l'engourdissement, et un léger redoublement fébrile vers le soir. Après l'emploi des évacuans on se bornait à maintenir les forces dans un juste équilibre, confiant la solution de la maladie aux forces médicatrices de la nature. On veillait à ce que les diverses excrétions fussent faciles sans être trop abondantes. Les médicamens usités alors étaient en petit nombre, non par disette, mais parce que l'expérience avait démontré que peu suffisaient. Une tisane d'orge, de chiendent, de réglisse, la limonade, le sirop de kina à l'eau, le camphre en lavement et en pilules, suivant l'indication, tels étaient les remèdes avec lesquels on soutenait les forces, sans trop les exciter. Les vésicans furent rarement appliqués, parce qu'ils avaient l'inconvénient d'augmenter l'agitation, et de serrer le ventre sans aucun profit. On ajoutait en outre quelques remèdes simples, lorsque quelque épiphénomène semblait l'indiquer ; car c'était alors qu'on voyait survenir le délire, la tension du ventre avec flux ou constipation, l'ardeur, la difficulté des urines, les mouvemens nerveux, les vomissemens muqueux ou de bile jaune et poracée. Chez plusieurs, surtout chez les jeunes filles dont la menstruation avait éprouvé quelque dérangement, il survenait une toux, qui d'abord paraissait étrangère à la poitrine, mais qui souvent finissait par l'affecter gravement; de sorte que la respiration devenait courte, oppressive, et la face injectée, suante même hors le temps des paroxysmes; chez les hommes on remarquait plus souvent un flux continu avec âpreté de la peau, pâleur, décoloration et expression stupide de la face. La langue s'humectait ou se séchait alternativement, sous l'influence des mêmes remèdes : les lèvres et les dents étaient dépourvues d'humidité, ou enduites d'un mucus glutineux qui tendait à les noircir.

Lorsque l'issue devait être favorable, ces symptômes n'acquéraient point leur summum d'intensité; le délire était fugace et léger, les mouvemens plus sûrs, l'œil plus fixe et plus animé. Le sommeil réparait les forces, et la langue s'humectait en pâlissant progressivement.

La convalescence survenait après dix, quinze, vingt ou trente jours au plus, par la cessation progressive de tous les signes du mal, sans crise, sans évacuation notable, à moins qu'on ne compte comme telles des sueurs toujours modérées sans aucun exanthème, des selles bilieuses qui n'avaient rien de constant, des urines chargées en couleur, et le produit de l'expectoration, muqueux ou purulent, ainsi que le résultat des vomissemens, qui furent assez rares.

Je noterai cependant que dans un cas plein de danger, le jugement ne fût complet qu'après un abcès à l'oreille survenu du 25 au 30; dans un autre, qu'après l'apparition d'une parotide; que plusieurs éprouvèrent des épistaxis à des époques indéterminées, et que souvent il survint de la surdité vers le dixième jour avec une issue variable; les uns ayant guéri, les autres ayant succombé malgré cette circonstance.

Quoique ces fièvres attaquassent un grand nombre de jeunes sujets, et que pendant les redoublemens on eût pu croire à une pléthore considérable, la saignée était généralement contre-indiquée par la nature même de la maladie, la constitution régnante et la saison de l'année. Plusieurs, cependant, furent saignés en ville avant leur arrivée, et quelques circonstances particulières engagèrent dans l'hôpital à y avoir recours. Voici alors ce qu'on observa.

Un jeune homme qui dès les premiers jours avait été saigné du bras, n'offrit que des symptômes légers, qui cédèrent au bout de huit jours. Trois jeunes filles chez lesquelles les sangsues furent appliquées à l'anus, sur le ventre et aux tempes, n'en coururent pas moins un extrême danger. Une d'elles, après un temps fort long, sortit sans être tout-à-fait rétablie. Deux autres, chez lesquelles les applications avaient été répétées, moururent sans en avoir obtenu du soulagement.

Lorsque l'issue devait être fâcheuse, on voyait survenir un nouvel ordre de symptômes. L'engourdissement ne se dissipait point; il était remplacé par une stupeur profonde, le pouls s'accélérait et les redoublemens du soir étaient violens et accompagnés d'une agitation qui se prolongeait avant dans la nuit. Le trouble des idées allait croissant, et le délire, calme d'ordinaire, était continu. Le ventre se tendait, l'urine se supprimait; la langue, d'un rouge de sang, était indifféremment humide ou âpre ; le plus souvent la bouche était fuligineuse. Les convulsions, le serrement des mâchoires, la difficulté de la déglutition, des sueurs grasses et fétides, la gêne extrême de la respiration, la chute totale des forces, les escarres au sacrum, des paralysies partielles, des hémorrhagies passives, terminaient ces tristes scènes.

Tantôt le danger se manifestait dès les premiers jours ; tantôt la maladie débutant avec une apparence de bénignité, prenait tout-à-coup le caractère le plus fâcheux, et n'offrait aucun ordre dans la succession des phénomènes ; ce qui constitue l'état de malignité.

Treize périrent dans cette saison, trois dans les vingt-quatre heures de leur arrivée ; trois furent apportés dans un état qui ne laissait aucun espoir ; les autres furent traités à l'Hôtel-Dieu.

Tous ceux qui en réchappèrent ne se rétablirent pas en entier. Lorsque des individus usés par l'âge, la misère, les infirmités, ou par une maladie antérieure, étaient attaqués, la solution se faisait attendre long-temps, et finissait même par devenir impossible. C'est ce qu'on remarqua, surtout chez ceux dont la poitrine avait précédemment souffert, ou chez lesquels elle parut supporter plus spécialement l'effort morbifique. Sept se trouvèrent dans ce cas, et ceux d'entre eux qui avaient passé l'âge moyen de la vie, furent destinés à traîner quelque temps encore une existence douloureuse : les plus jeunes purent conserver plus d'espoir ; mais la longueur de leur convalescence, leur état cachectique, la défaveur du lieu où ils séjournaient, ne permirent qu'à bien peu de compter sur un rétablissement complet. L'ennui qui les assiége, et l'espérance qui naît d'un changement de position, les porte à quitter l'hôpital pour aller retrouver leurs tristes demeures, où, manquant souvent de tout, abandonnés à eux-mêmes, forcés par le besoin de reprendre des travaux au-dessus de leurs forces, ils sentent leur état promptement empirer et se voient contraints de récourir à un asile dont ils grossiront la liste mortuaire, ce qu'ils auraient peut-être évité s'ils n'en n'étaient pas sortis.

On a pu voir avec surprise qu'en traçant

le tableau de ces fièvres d'été, j'ai tenu peu de compte des crises et des jours critiques. Ce n'est pas que je prétende infirmer la validité des observations qui les ont consacrées; mais il semble que sur nos corps amollis par la civilisation, la nature perde une partie de son empire. Abandonnée à elle-même, ses mouvemens sont lents, incertains et pleins de danger. L'énergie manque pour produire des crises complètes et salutaires : il faut que l'art aide la nature, et lui rende, du côté des secours, ce qu'il lui a fait perdre du côté de la force.

Comment d'ailleurs compter rigoureusement les jours avec des malades qu'on nous apporte à toutes les périodes indistinctement, incapables de préciser le moment de l'invasion, chez lesquels la maladie est entravée dans sa marche naturelle par des vices originaires ou acquis, par des désordres dus à des affections antérieures, ou tout-à-fait défigurée par un traitement préliminaire, rarement rationnel, mais presque toujours actif? On ne peut, ce me semble, observer avec fruit les crises et les jours critiques, qu'en abandonnant absolument la solution aux forces médiatrices de la nature, parce qu'alors seulement la maladie est tout ce qu'elle doit être. Cette marche fut celle de l'art dans son enfance. L'expérience ayant démontré que par cette voie on s'exposait à des chances trop souvent défavorables, on s'occupa des moyens de les prévenir ou d'y suppléer par des évacuations sollicitées avec moins de péril. De là, l'emploi des moyens énergiques dont l'usage est justifié par des succès si nombreux; et dès qu'on use au début d'un moyen perturbateur, il est évident qu'on ne doit plus tenir compte ni des jours, ni des crises.

Quant à la durée, je ne puis la prendre qu'à dater du jour de l'entrée, ce qui n'offre rien de précis. La moitié guérit du 10 au 17, ce qui, en ajoutant le temps que ces malades ont passé chez eux, fait présumer que ce mal a fini du 15 au 20. Un quart céda après le premier septénaire, deux seulement furent jusqu'au trentième jour et guérirent; ceux qui dépassèrent ce terme, n'en offrirent plus qu'on puisse fixer, leur rétablissement s'étant fait attendre indéfiniment.

SEPTEMBRE.

Ce fut, sans contredit, le plus beau mois de l'année, quoiqu'il offrît encore bien des jours tristes, froids ou pluvieux. La chaleur, qui avait pris avec la fin du mois dernier, parvint, au commencement de celui-ci, à son comble, ce qui, suivant la coutume, amena des pluies douces qui rafraîchirent l'atmosphère. Après huit jours d'un temps incertain, le vent tourna au nord, et la dernière quinzaine de l'été n'eût rien laissé à désirer, si les brouillards du matin et du soir ne nous eussent déjà fait sentir l'approche de la triste saison dans laquelle nous allions entrer.

Le baromètre se soutint au-dessus de vingt-huit pouces. La température moyenne fut de seize degrés. Le vent du nord prédomina.

L'influence salutaire d'un air pur et d'un soleil vivifiant se fit surtout sentir sur les malades couchés dans les salles. Sollicités par une température qui ranimait leurs forces, guérissait ou allégeait leurs souffrances, ils s'empressaient de quitter l'hôpital, qui ne fut, en aucun temps de l'année, moins rempli que dans ce mois-ci, sans pourtant que cet effet fût aussi marqué que dans certaines années, à cause du grand nombre d'infirmes et d'incurables qui y séjournaient depuis long-temps.

A l'exception des affections dominantes dont il a été question aux mois précédens, celui-ci n'offrit presque rien qu'on pût regarder comme dû à la constitution régnante. Trois scarlatines, une variole et deux rougeoles, purent seules y être rattachées. Le reste, en petit nombre, ne se composa que de maux chroniques de la poitrine ou de l'abdomen, que de voyageurs qui venaient prendre quelques jours de repos, ou de vieillards infirmes ou tout-à-fait épuisés, qui demandaient un dernier asile.

Les maladies propres à ce mois-ci ne prêtant à aucune considération générale, je reviendrai de nouveau sur les fièvres d'été; tout est loin d'être dit sur cet important sujet.

Dans le tableau que j'en ai tracé, il m'a été impossible de m'appesantir sur aucun détail, je vais actuellement le compléter par quelques particularités qui n'ont pu trouver place dans un aperçu aussi rapide.

Je n'ai fait aucune mention du résultat des ouvertures cadavériques, quoique j'aie soigneusement examiné les restes de la plupart de ceux qui ont succombé. Pour ne point fatiguer par de continuelles répétitions, je me bornerai à dire que les lésions furent partout multipliées, qu'elles portèrent spécialement sur les organes qui concourent à la digestion, tels que le foie, la rate, le pancréas, l'estomac, les intestins, et qu'elles furent loin de pouvoir être constamment rattachées à un état inflammatoire.

Le poumon et ses annexes furent souvent et profondément altérés. Le cerveau présenta des désordres constans dans les cas où l'on observe les signes qui constituent la malignité; ces désordres consistaient en épanchemens séreux, ramollissement de la pulpe cérébrale, sans trace constante d'inflammation, en phlogose des membranes, ou même en congestion sanguine, tellement prononcée, qu'on ne pouvait la regarder comme étrangère à la production des phénomènes observés pendant la vie. Pour ne rien omettre sur ce point, après avoir rapporté deux faits où la maladie, quoique des plus graves, eut une terminaison heureuse, j'en consignerai quelques-uns qui eurent une issue contraire, en les choisissant parmi ceux qui sont susceptibles de prêter le plus à des réflexions intéressantes.

XXXVe. Observation.

Fille, dix-sept ans. Fièvre bilieuse putride, état avancé, adynamie, fuligo, surdité. Laxatifs, sirop de kina, camphre. Guérison.

Une jeune fille de dix-sept ans fut apportée à l'Hôtel-Dieu, après trois semaines d'une maladie grave, sur la marche de laquelle on ne donna, suivant l'usage, aucuns renseignemens. On sut seulement que la menstruation était irrégulière avant l'invasion; que quarante sangsues avaient, pour cette raison, été appliquées dès le début; des sinapismes aux pieds, des vésicatoires aux jambes, de l'eau gommeuse; tel avait été l'ensemble des moyens employés. Ce traitement n'ayant pas produit l'effet qu'on en attendait, on envoya la malade à l'Hôtel-Dieu, lorsqu'on pensait qu'il n'y avait plus rien à faire. A son arrivée elle était anéantie, pâle, sourde; la langue, les dents et les lèvres enduites d'un mucus glutineux qui tendait à noircir. Le ventre était gros et douloureux, la respiration courte et troublée par la toux. Le pouls avait de la fréquence; la peau s'écartait peu de l'état naturel. Le 29 (manne en lavage, looch, infus. de capill.); le 30, à la suite des évacuations, la langue tendait à s'humecter; le pouls perdit sa fréquence, et le ventre de son volume. On ajouta le sirop de kina dans la tisane et le camphre en pilules. En quelques jours la langue se nettoya, restant toujours rouge et épaisse. Les redoublemens du soir étaient peu violens, et la surdité diminua. L'état de stupeur dura quinze jours, pendant lesquels on se contenta de soutenir les forces avec les moyens indiqués, plus le camphre en lavemens, à la dose de deux gros. Le ventre étant toujours serré, on y remédia d'abord par des lavemens laxatifs, puis avec un purgatif. Vers la fin de cette période il survint un point de côté, de l'agitation et un léger délire, ce qui n'eut pas de suite. La langue pâlit, la fièvre disparut, les forces commencèrent à renaître vers le vingtième jour de son entrée. La malade sortit guérie après une convalescence d'une égale durée.

Le vomitif au début avait été omis chez cette fille, et lors de son arrivée ce n'était plus l'époque d'en faire usage; mais des purgatifs doux trouvaient encore leur application. On ne pouvait ensuite qu'être spectateur de la lutte qui était engagée, que soutenir les forces chancelantes, sans donner au mal une nouvelle activité; que maintenir la liberté des évacuations, pour faciliter une heureuse solution; c'est ce qu'on fit avec succès.

Nous verrons dans le fait suivant une marche plus compliquée et un appareil de symptômes plus alarmant.

XXXVIe. Observation.

Fille, dix-huit ans. Fièvre grave, symptômes alarmans, variés, parotide le vingt-deuxième jour. Guérison.

Une jeune fille de dix-huit ans fut émétisée le 2 septembre pour une fièvre qui avait été précédée d'un mal-aise de huit jours. Le lendemain, elle fut agitée, se plaignit de toux, de douleurs vives à la région des reins; la fièvre s'accrut, le ventre se tendit, la langue se sécha; une éruption parut le 5, et disparut le 6 septembre, jour de son entrée à l'hôpital. Alors la fièvre était continue avec de forts redoublemens, la langue rouge, saburrale et âpre dans son milieu, présage certain d'une maladie longue et pleine de dangers; le ventre était gros, douloureux, le dévoiement abondant. (Tis. d'orge, lav. émol., sir. de kin.) Le 9, la chaleur, la fièvre, l'agitation étaient les mêmes, la figure seule avait pâli. (Limon. assa-fœtida, fomentat.) Le 10, le trouble était moindre, la langue tendait à s'humecter; mais la figure, terne, prenait un air stupide; le pouls se concentrait, augmentait de fréquence, la chaleur se maintenait, et la malade se plaignait de nausées et de douleurs vives à la région des reins. Le lendemain la langue était humide, la fièvre moins forte, le flux très-modéré. (Camphre.) Le 12, toux, insomnie, délire, soif ardente, langue d'un rouge de sang, lèvres et dents sèches. Ces symptômes s'étant accrus le 13, on supprima le camphre et le sirop de kina, qu'on remplaça par l'orge mondée et le sirop de guimauve. Le 14, mieux sensible, délire fugace, langue moins vive. Le 15, toux stomacale, peu de fièvre, la langue tend à sécher, et le soir il survient des vomissemens bilieux spontanés. Le 16, le pouls était naturel, le ventre souple sans douleur, la langue nette, le flux suspendu. (Émét. 1 gr. en lavages, sirop kin. camphr.) Le 17, selles abondantes, surdité, paroxysme le soir. Le 18, ventre gros, figure naturelle, pouls lent, délire continu. (Lavem. avec camphr. ʒ jj) Le 19, état convulsif, délire, serrement des mâchoires, roideur des membres, toux, pouls peu fréquent. (Lavem. assa-fœtida, sir. de guim. et de kin.) Pendant cinq jours la toux, le délire, la stupeur persistèrent, la langue étant rouge, sèche ou humide; la peau et le pouls dans l'état naturel, si ce n'est hors des redoublemens du soir. Le 24, le délire et la surdité cessèrent à l'apparition d'une parotide, qui se termina par résolution. La toux était fréquente et pénible, accompagnée de points douloureux dans la poitrine. (Looch, tis. pect., oxym.) Au bout de quelques jours le sommeil revint, la langue pâlit et s'humecta ; la fièvre disparut ; le ventre, souple, indolore, était libre sans relâchement. Une toux opiniâtre était le seul symptôme persistant : une escarre médiocre s'était formée au siége ; nonobstant cela, la convalescence commença ; elle fut plus d'une fois interrompue par des mouvemens de fièvre dus à l'état de la poitrine. La toux ne céda qu'avec une extrême difficulté ; enfin, le rétablissement ne fut complet qu'après trois mois de séjour.

Nous allons maintenant examiner quelques-uns des cas dont l'issue fut mortelle, pour faire connaître les désordres qu'entraînaient après elles ces fièvres meurtrières.

XXXVIIe. Observation.

Homme, vingt-un ans. Fièvre, état nerveux, délire, stupeur, convulsions, prostration ; mort. Congestion cérébrale, foie et estomac profondément altérés, ulcères dans l'iléon.

Un homme de vingt et un ans fut apporté, le 8 juillet, dans un état de trouble général. Tous les muscles étaient convulsivement agités, les lèvres tremblantes, l'œil égaré, la face animée, la peau couverte de sueurs; la langue, légèrement saburrale, le pouls petit et médiocrement fréquent; un grain d'émétique, donné en lavage, détermina des vomissemens abondans de bile verte, à la suite desquels le calme parut renaître. Le 9, deux grains d'émétique déterminèrent des selles copieuses. La langue rougit, se sécha; la face devint animée, le ventre gros, douloureux; le pouls fréquent, petit, peu résistant, et le délire revint accompagné de stupeur. (Sir. de kin., pil. camphr.) Le 10, mouvemens des tendons, serrement des mâchoires. Le 11, la langue s'humecte, la stupeur persiste, et la sueur générale fait paraître la face plus vultueuse. (Vésic. aux jambes.) Le 12, prostration, résolution des forces; les bras soulevés retombent pesamment, les yeux sont convulsivement tirés en bas, il meurt le soir.

Autopsie. La tête, excepté une congestion des plus marquées, n'offrit point de désordres. Les poumons, gorgés de sang, étaient rouges et crépitans. L'estomac, profondément altéré, d'une couleur gris d'ardoise, était marqué çà et là de taches d'un rouge vif. Le foie était petit, mou et comme flétri. La vésicule contenait un peu de bile presque limpide; bien différente de celle qui enduisait les intestins, laquelle était noire et huileuse. L'iléon et le cœcum présentèrent de nombreux ulcères du plus mauvais aspect. L'épiploon avait une disposition remarquable; il enveloppait le paquet intestinal et plongeait ensuite dans le bassin, où il était fixé sans adhérence, mais assez solidement pour être notablement distendu. Quel rapport existe-t-il entre un mal aussi violent et des désordres aussi multipliés et aussi anciens? La couleur grise de l'estomac, l'état du foie, les ulcérations des intestins étaient, sans contredit, bien antérieurs à la maladie dernière; ce qu'il y a de plus étonnant, c'est que tout cela n'avait point diminué la force apparente de l'individu. Remarquons que les altérations portaient sur les organes digestifs. Aussi je ne puis les attribuer qu'à des écarts de régime, qu'à des alimens malsains, pris en grande quantité, surtout à l'usage de l'eau-de-vie de mauvaise qualité, dont les maçons, ses pareils, font un abus journalier ; et, s'il fallait donner mon opinion sur la cause des symptômes violens qu'il éprouva, je ne serais pas éloigné d'en attribuer l'invasion à l'ingestion considérable de cette liqueur fermentée, dont l'effet est de déterminer une forte congestion vers le cerveau, d'autant plus que nous le trouvâmes gorgé de sang, que plusieurs points de l'estomac étaient d'un rouge vif, qui tranchait avec le reste de l'organe, et que tout, pendant la vie, annonçait l'effet d'une violente congestion cérébrale. Telles sont les idées qui m'ont été suggérées par des cas analogues, mais que je ne donne ici que comme une probabilité, aucun renseignement ne m'étant parvenu, malgré mes recherches touchant ce malade, qui était par lui-même incapable d'en donner.

XXXVIIIe. Observation.

Fille, dix-neuf ans. Fièvre, symptômes nerveux, délire, prostration ; mort. Estomac sain, foie altéré, intestins gorgés de bile, énorme perforation de l'estomac.

Une fille de dix-neuf ans, d'un embonpoint marqué, vint à l'Hôtel-Dieu le 16 juillet, avec des signes bilieux, qui semblaient peu intenses, et pour lesquels elle fut émétisée. Deux jours après, la fièvre s'accrut, le ventre s'éleva, la sueur, l'agitation, la stupeur et l'injection de la face décélèrent une congestion vers la tête. Des sangsues furent mises au col, et le lendemain un laxatif fut donné. Le huitième, la langue, qui avait toujours été humide, quoique d'un rouge vif, se sécha; dès-lors l'abattement, la stupeur, la fréquence du pouls et l'irrégularité de la respiration ne firent qu'augmenter. La peau devint âpre, le ventre gros et serré; il y eut quelques nausées. (Sir. kin., tisan. d'orge; lav., camph. ℥ jj.) La langue et la peau furent alternativement sèches et humides; mais le délire, la prostration persistèrent. La figure devint terne, l'œil mort (vésic. aux jambes), et le pouls très-fréquent. Dans les derniers jours, il s'échappa quelques gouttes de sang par le nez. Les bras résistaient légèrement quand on voulait les étendre; mais soulevés, ils retombaient de tout leur poids. Le ventre, toujours gros et douloureux, s'ouvrit; mais la fréquence du pouls et la gêne de la respiration s'étant accrues, elle succomba le douzième jour de la maladie.

Autopsie, dix-sept heures après la mort. Toute la partie postérieure du corps avait une teinte violacée. La tête ne fut pas ouverte. Les poumons, gorgés de sang, furent d'ailleurs jugés sains et crépitans. Le foie, pâle, flétri, desséché, adhérait supérieurement au diaphragme, et inférieurement à l'estomac par un tissu lamineux, sec et fibreux. Le paquet intestinal avait une teinte bleuâtre et une odeur qui annonçait une tendance à la putréfaction. (La chaleur était au maximum.) Les intestins, énormément distendus, étaient enduits d'une bile huileuse, très-abondante, qui, vers le pubis, avait teint jusqu'à la tunique externe des intestins, absolument comme le duodénum par le voisinage de la vésicule du fiel. Dans les points où elle était accumulée en plus grande quantité, les intestins étaient roses, et vis-à-vis, les glandes mésentériques étaient engorgées. Nulle part il n'y avait d'ulcérations. Je trouvai dans le bassin un verre de sérosité rougeâtre sans aucune trace de péritonite. L'estomac parut sain et étranger aux désordres dus à la dernière maladie; mais il manquait dans son quart postérieur. Lorsque je l'incisai de l'extrémité de sa grande courbure vers le pylore, je crus voir le produit d'une inflammation intense; mais, regardant de plus près, je m'aperçus qu'il manquait absolument. Des adhérences existaient entre le pourtour de l'ulcération et le foie, la rate et le pancréas disposés de manière à compléter une cavité. Je détruisis ces adhérences à l'aide du bistouri, et l'estomac, qui d'abord présentait une large capacité, se trouva réduit à de petites dimensions. Dans l'étendue de deux à trois pouces, autour de la perforation, ses parois étaient molles, pulpeuses, progressivement amincies jusqu'au bord, et la membrane muqueuse était là d'un blanc mat, comme macéré, ce qui tranchait avec le reste de l'organe, qui, du reste, fut trouvé d'une conservation parfaite. Je laisse au lecteur le soin de rattacher aux symptômes décrits les lésions multipliées que dévoila l'autopsie, pour ne m'occuper ici que de l'estomac, qui paraissait étranger à la dernière maladie, mais dont l'altération est trop curieuse et trop rare pour que nous ne regrettions pas de nous y arrêter quelques instans.

Cette énorme perte de substance de l'estomac ne peut être considérée que comme une perforation. L'amincissement des bords, leur aspect maladif, les adhérences qui prévinrent l'épanchement dans la cavité du ventre, prouvent qu'elle ne pouvait être que le résultat d'une altération pathologique, quelle que soit son ancienneté.

Voyons quelles lumières nous fournissent les faits analogues, pour expliquer comment elle a pu avoir lieu.

Les notions positives que l'on possède sur les perforations, ne sont pas d'une date fort ancienne ; elles sont dues aux recherches faites dans ces derniers temps ; le nombre n'en est pas considérable.

Long-temps on ne soupçonna d'autre cause possible que la voracité des vers que l'on trouve si souvent dans ces cavités ; opinion que semblait justifier la présence de ces animaux dans les replis du péritoine, où ils avaient pénétré par des ouvertures souvent très-nombreuses et de petite dimension, qu'on apercevait dans l'estomac ou dans les intestins. L'expérience prouva qu'indépendamment de cette cause, dont je ne discuterai point l'authenticité, l'estomac, pendant la vie, pouvait, par l'effet d'autres agents, être détruit dans une étendue plus ou moins considérable.

Bonnet, antérieur à Morgagni, avait observé plusieurs fièvres malignes qui avaient eu pour résultat des gangrènes d'une portion de l'estomac. M. Chaussier rencontra plusieurs fois l'estomac perforé après des fièvres putrides. Il ne répugne point d'admettre que la même cause, qui, dans une maladie grave, gangrène en quelques heures une portion de la peau ou du tissu cellulaire, ne puisse aussi agir sur un point de l'estomac et le désorganiser : là, les faits sont d'accord avec le raisonnement. Aussi, dans tous les cas de cette nature, la perforation était-elle évidemment le résultat d'une escarre gangréneuse dont on voyait les traces autour de l'ulcération. Les bords étaient noirs, putréfiés, et plus d'une fois la gangrène avait étendu son action jusqu'au diaphragme, qui, percé lui-même, avait permis aux liquides contenus dans l'estomac de s'épancher dans la cavité de la poitrine.

Nous devons à M. Chaussier, qui s'est spécialement occupé de cet objet, une série de faits plus étonnans et plus inexplicables : il a trouvé des perforations d'estomac sur des enfans nouveau-nés et sur des femmes mortes des suites d'accouchemens laborieux. Tantôt les bords étaient noirs, amincis, sphacelés, et la perforation s'étendait jusqu'au diaphragme ; tantôt l'œsophage était attaqué seul ou avec l'estomac, et les bords étaient pulpeux, amincis, blancs, doux au toucher, comme dans notre jeune fille ; dans tous les cas un épanchement survenu avait été promptement mortel.

Ces perforations étaient-elles purement accidentelles ? étaient-elles déterminées par les douleurs qui résultent d'un accouchement difficile, ou par le trouble affreux qui dans ces tristes momens bouleverse toute l'économie ? Dans l'un et l'autre cas, il est constant qu'elles étaient récentes, puisque, si elles avaient existé plus tôt, l'épanchement aurait aussi plus tôt déterminé des signes mortels. Il est clair qu'elles n'étaient le résultat d'aucune fièvre grave, et que, par là, leur formation nous est tout-à-fait inexplicable. Sur le nombre assez considérable de femmes mortes après des couches difficiles, que j'ai eu occasion d'ouvrir, il ne m'est point encore arrivé de rencontrer de perforation d'estomac; mais dans des cas bien différens, j'ai observé un état particulier de ce viscère et des intestins, que je regarde comme pouvant en être le premier degré. Je vis souvent des portions assez étendues d'intestins grêles d'une ténuité telle, qu'ils semblaient là être réduits à une simple membrane péritonéale, sans ulcération. La tunique musculaire avait disparu; la muqueuse, excessivement ténue, était unie à la péritonéale par un tissu cellulaire lâche, qui leur permettait de glisser l'une sur l'autre, et quelquefois pénétré çà et là d'un sang fluide plus ou moins foncé, qui s'y trouvait plutôt épanché que combiné. J'ai observé plus souvent encore cette disposition sur l'estomac, qui, sain dans le reste de son étendue, présentait cette altération vers sa partie postérieure, entre l'orifice œsophagien et l'extrémité de sa grande courbure, lieu où les perforations ont été constamment trouvées. J'en citerai un exemple pris parmi ceux que la saison me fournit.

XXXIXe. Observation.

Femme, trente-huit ans. État apoplectique, paralysie, convulsions; mort. Ramollissement de la pulpe cérébrale amincissement de l'estomac.

Une femme de trente-huit ans, maigre, pâle, usée par la misère, fut apportée le 7 août, dans un état complet de délire avec grincement des dents. Sa langue était pâle, ses chairs molles, sans vie; son pouls peu fréquent; la vessie paralysée ne pouvait être vidée qu'au moyen de la sonde. Suivant l'usage, il me fut impossible d'obtenir des renseignemens sur l'ancienneté et la marche de cette maladie. (Lav. à l'assa-fœtida, potion calmante.) Le pouls devint dur et fréquent, la langue rougit, se sécha; la figure prit un air stupide, et la malade refusait presque toutes les boissons. Pendant trois jours qu'elle vécut dans cet état, on remarqua peu de variations; seulement la face se colorait vers le soir, et le dernier jour la tête tomba sur l'épaule droite, fortement maintenue ainsi par la contraction des muscles de ce côté du cou. Toute connaissance l'avait abandonnée, avant sa mort, qui arriva le sixième jour de son entrée.

Autopsie. Les deux ventricules cérébraux étaient distendus par de la sérosité claire, abondante. La cloison du septum lucidum et la voûte à trois piliers étaient tellement ramollies, que ces parties s'écoulaient dissoutes dans le liquide des ventricules, sans qu'on y touchât. Il n'y avait aucune injection, ni rien qui pût faire croire à une congestion sanguine, ou bien à une inflammation antérieure. La substance médullaire était au pourtour blanche, infiltrée; les plexus choroïdes étaient pâles, décolorés, et cela ressemblait à une vraie macération.

Les poumons étaient farcis de tubercules miliaires.

L'estomac vaste, plissé, d'une épaisseur et d'une densité vraiment notables, était, près de son attache à la rate, dans une étendue égale à toute la main, aminci, réduit à la ténuité de la plus fine baudruche. La membrane muqueuse, blanche, macérée, méconnaissable ; était unie à la péritonéale par un tissu cellulaire lâche, mou, qui permettait un glissement assez étendu. Dans quelques points ce tissu était soufflé d'air, ce qui lui donnait çà et là une figure bosselée. La tunique musculeuse, si dense dans le reste de l'organe, avait là totalement disparu. Nulle part il n'y avait de trace d'inflammation. Au centre de cette lésion, on voyait une tache brune, livide, comme due à du sang, infiltrée dans le tissu cellulaire. Ce point, qui correspondait à l'attache de la rate, avait le moins de consistance de tous. Le foie était flétri, et les intestins renfermaient quelques ulcérations d'une date ancienne.

Nul doute, si cette femme eût vécu davantage, que la perforation n'eût été complète ; mais quelle fut l'influence de la maladie observée sur cette désorganisation, et quelle part eut celle-ci dans la production des symptômes? Le délire, la stupeur, le coma, l'état convulsif, la paralysie de la vessie, tout indiquait une lésion profonde de l'encéphale, et l'autopsie justifia ce diagnostic. Je ne vois rien là qui appartienne spécialement à l'estomac ; point de tension, de douleur, de vomissement; la langue, blanche d'abord, devint rouge, il est vrai; mais ce changement a lieu vers la fin des affections cérébrales, comme dans celles de l'estomac. Peut-on regarder, d'un autre côté, des désordres aussi étendus, portant sur un organe aussi essentiel, comme insignifians? sont-ils cause ou effet? sont-ils survenus instantanément ou d'une manière insensible? c'est ce qu'il est encore impossible de résoudre : c'est en recueillant des faits sur ce point encore neuf, qu'on parviendra à l'éclaircir. J'ai, dans la même saison, rencontré une chose analogue sur une femme morte en couche, dont voici l'histoire :

XLe. Observation.

Femme, vingt-un ans. Couche pénible, flux, état nerveux, œdème des membres, selles noires; mort. Amincissement de l'estomac, foie crépitant.

Une femme de vingt et un ans fut apportée de la gésine après quatre jours d'un accouchement long et pénible, quoiqu'il se soit terminé naturellement. La fièvre était modérée, le ventre élevé, mais souple et sans douleur ; l'urine facile ; les lochies supprimées, la langue saburrale et le flux abondant. Elle était agitée par instans ; son œil s'animait et ses propos étaient décousus. (Ipéc. 15 gr., capill.) L'agitation, le délire étaient plus considérables le lendemain. Le flux ne tarit point, la fièvre augmenta, les membres s'œdématièrent et devinrent chauds et douloureux, ce qui s'accompagna de soif, d'âpreté de la langue et de la peau. Ces symptômes s'étant accrus pendant deux jours, malgré les remèdes qu'on leur opposa, elle succomba le neuvième jour après son accouchement, ce qui fut précédé de l'évacuation de selles noires.

Autopsie, vingt heures après la mort. (La chaleur était extrême.) La face, le col avaient une teinte bleuâtre très-prononcée ; du sang en abondance s'écoulait par le nez, surtout quand on étendit les bras. La tête ne fut point ouverte.

Les poumons, libres d'adhérences, étaient gorgés de sang, mais d'ailleurs en parfaite santé. Les plèvres et le péricarde contenaient une médiocre quantité de sérosité sanglante, sans trace d'inflammation; le cœur était mou, comme flétri; les intestins, ainsi que l'estomac, étaient énormément distendus par des gaz. Ce dernier, dont la capacité était considérable, présentait vers l'attache de la rate une portion de la grandeur de la main, rouge, amincie, pulpeuse, réduite à l'épaisseur de deux membranes d'une extrême ténuité, faciles à rompre. La tunique musculaire avait totalement disparu. Le foie, d'un gris cendré, était crépitant, gonflé d'air, absolument comme le poumon au premier degré de la pneumonie. Cet air tenait les mailles du tissu écartées l'une de l'autre, de sorte qu'en l'incisant il paraissait comme criblé de petits trous dans toute son étendue. La matrice n'offrait rien de particulier, si ce n'est qu'elle avait encore un volume assez considérable.

Dans deux cas bien différens nous rencontrons des désordres analogues dans l'estomac, ce qui prouve qu'ils ne sont propres à aucun. J'en pourrais citer un plus grand nombre, je me bornerai au suivant, parce qu'il nous fera connaître un état qui pourrait bien être le premier degré de cette lésion, quoiqu'il n'ait, sous le rapport de la maladie, aucun point de contact avec les précédens.

Dans le mois de mai de cette année, je fis l'ouverture d'un homme de vingt-huit ans, mort au huitième jour d'une variole confluente, de mauvais caractère, indépendamment de quelques particularités qui trouveront place ailleurs. Lorsque j'ouvris l'estomac, qui était vaste et plissé, il me parut comme rempli par des tumeurs énormes, saillantes, bosselées, de volume inégal, qui occupaient une partie de sa capacité. Mais je vis bientôt que cela tenait uniquement à l'insuflation du tissu cellulaire sous-muqueux, par des gaz que la pression faisait cheminer de cellule en cellule. Quelques mouchetures ayant diminué le volume, je pus me convaincre que les membranes de l'estomac restaient unies par un tissu lamineux, lâche, extensible, et que la musculeuse était amincie. Cet état occupait un quart de l'étendue du viscère dans sa partie postérieure, vers l'attache de la rate. Toute la muqueuse était d'un rouge que le lavage ne put enlever. Saisirions-nous ici la chose dans son principe? serait-ce ce développement d'air dans les mailles du tissu cellulaire qui pourrait les distendre, les affaiblir, et rompre les vaisseaux et les moyens d'union entre les membranes? J'ignore s'il en est toujours ainsi; mais rappelons-nous que dans l'observation n°. 39, le tissu sous-muqueux était encore soufflé, bosselé sur quelques endroits, quoique la maladie fût très-avancée.

Je n'insisterai pas davantage sur un point que de nouvelles recherches viendront éclairer. L'histoire des perforations de l'estomac est encore fort obscure. Les cas que je viens de soumettre, indépendamment de ceux qui sont déjà connus, prouvent qu'elles peuvent survenir dans plus d'une circonstance, et que la nature a plus d'un mode de les produire.

M. Cruveilhier, professeur à la Faculté de Paris, a, dans un mémoire des plus intéressans, présenté à l'Institut en 1821, fixé l'attention des médecins sur une maladie ancienne, sans doute, mais non encore décrite, dont le résultat est une désorganisation complète d'une portion de l'estomac ou des intestins, sans aucune trace d'inflammation, de suppuration ou de gangrène. C'est surtout sur des enfans très-jeunes qu'il a eu occasion de l'observer sporadiquement et épidémiquement. Il en détaille les causes, les signes, la marche, les effets, et indique les moyens qu'il croit devoir lui opposer. Il pense que cette affection, qu'il nomme ramollissement gélatiniforme de l'estomac et des intestins, n'est pas essentiellement mortelle; que la nature et l'art peuvent également concourir à sa guérison.

Chez la jeune fille qui a donné lieu à cette longue digression, la perforation n'était point le produit d'une gangrène, car on en eût trouvé des traces, et la mort la plus prompte en eût été le résultat.

Nous ne remarquons point la circonstance des couches, comme dans les observations de M. Chaussier; il faut donc chercher une autre cause, et les faits manquent sur ce point. Aurait-il existé une affection semblable à celles décrites par M. Cruveilhier? je le soupçonne d'autant plus qu'il est prouvé que la même chose a été vue dans un âge plus avancé que l'enfance. Quelle que soit la cause qui a produit la destruction de l'estomac, il faut admettre qu'elle s'est faite d'une manière chronique, et que la même cause aura aussi déterminé des adhérences entre la paroi de l'estomac et les parties voisines, sans quoi la mort eût suivi de près. Il est à noter que dans tous les cas de cette nature, qui ont été recueillis, l'épanchement des matières dans le ventre a été promptement funeste. La circonstance, peut-être unique, d'un rétablissement complet, malgré une aussi large perte de substance, et la connaissance des ressources de la nature dans les cas les plus éminemment mortels, ne sont pas les points les moins curieux de notre histoire.

SAISON D'AUTOMNE.

OCTOBRE.

Le temps qui suivit l'équinoxe fut triste et humide, ce qui le faisait paraître plus froid qu'il n'était réellement. A l'exception de dix beaux jours vers le milieu du mois, depuis le 22 septembre jusqu'au 1er. novembre, la pluie ne cessa de tomber avec une grande abondance, souvent accompagnée de bourrasques assez ordinaires dans cette saison. La température moyenne fut de dix degrés au-dessus de zéro. Le baromètre fut plus souvent au-dessous de vingt-huit pouces qu'au-dessus. Il descendit, le 9, à vingt-sept une ligne, ce qui fut suivi d'une tempête. Les vents, extrêmement mobiles, ne gardèrent point de station fixe; celui du sud parut cependant prédominer.

L'équinoxe ne se passe point sans une agitation considérable de l'air, et des eaux. C'est le temps des tourmentes, des tempêtes, des vents impétueux. La transition d'une saison à une autre n'a point lieu sans nous faire éprouver des variations brusques dans la chaleur, la froidure, l'humidité, la sécheresse, et surtout dans la densité de l'atmosphère. Nos corps ressentent ces effets d'autant plus vivement, qu'ils sont plus faibles et qu'ils opposent une moindre résistance aux lois générales qui commandent au reste de la nature. De tout temps on a remarqué l'influence de cette période sur l'invasion des maladies nouvelles, et sur la disparition de celles de la saison précédente; de tout temps elle fut signalée comme un pas douloureux et difficile à franchir pour les êtres souffrans, infirmes et valétudinaires.

L'équinoxe d'automne, qui n'offre point à sa suite les espérances du printemps ni les douceurs de l'été, agit surtout d'une manière défavorable. Il fut aisé d'en faire la remarque dans nos salles, où l'on vit périr un grand nombre de grabataires. Quelques-uns, depuis long-temps apoplectiques, furent promptement enlevés; d'autres éprouvèrent des rechutes qui empirèrent leur état. Les douleurs de la goutte et du rhumatisme, assoupies en été, se réveillèrent en automne, et firent le tourment des malades, en gonflant leurs articulations, ou bien en parcourant successivement divers points du corps. Les phthisies, les épanchemens thoraciques, les dilatations anévrysmatiques et tous les maux si variés qui assiégent les asthmatiques, furent spécialement exaspérés. L'humidité, l'agitation et surtout le peu de tension de l'air, expliquent la cause des douleurs vagues, des palpitations, des accès de dyspnée, des toux rebelles et des souffrances de toute nature qu'ils endurèrent. Ce fut surtout pour eux que fut critique cette époque, qui n'épargna cependant pas ceux qui étaient gisant pour des hydropisies, des flux anciens ou pour toute autre affection chronique de l'abdomen. La douceur de la température, la mobilité des vents, l'alternative des bons et des mauvais jours, ne permirent point aux maladies aiguës de changer de caractère ni de forme. Les dysenteries furent moins nombreuses que de coutume, ce qui tint sans doute au peu de chaleur de l'été précédent. Les fièvres d'accès furent fréquentes et peu rebelles ; tierces ou quotidiennes, elles se terminaient facilement après sept ou huit accès. Les évacuans et le sirop de kina suffirent chez la plupart pour les faire disparaître. Parmi les scarlatines, qui se montrèrent alors en assez grande quantité, deux seulement offrirent du danger ; mais aucune ne fut mortelle. Les fièvres continues furent les mêmes que celles décrites précédemment, ce qui indiqua que la constitution n'était point changée. Je me dispenserais d'en entretenir de nouveau, si je n'avais intention de dire quelques mots sur un symptôme qui ne laisse pas d'être fréquent dans le cours des fièvres bilieuses, catarrhales et putrides, et qui, par sa gravité, mérite toute notre attention ; je veux parler des vomissemens de bile verte, qui surviennent parfois avec opiniâtreté, et qui rarement sont d'un augure favorable.

On voit, dans le simple embarras des premières voies, de la bile verte comme le poireau être rendue en quantité ; mais cela n'est pas le plus fréquent. D'ordinaire, elle est jaune, huileuse, safranée. Cette différence dans la couleur est alors de peu d'importance; elle indique que la bile ne pèche pas seulement par excès; mais aussi par sa composition, et que sa sécrétion est viciée. On observe souvent, en été surtout, des vomissemens abondans de bile verte avec tension, douleur de l'épigastre, dégoût pour les substances animales, impossibilité de rien garder; gêne dans le flanc droit, constipation, élévation et plénitude du pouls sans accélération notable. J'ai vu de ces vomissemens tourmenter pendant vingt et trente jours, et ne céder qu'à des remèdes nombreux et appropriés. Dans ces cas le foie est primitivement affecté. La guérison n'a lieu que lorsqu'on parvient à déplacer ou anéantir l'irritation dont il est le siége, et surtout à rétablir la liberté du ventre.

On voit encore l'afflux d'une bile verte et dépravée dans le tube intestinal déterminer par haut et par bas d'énormes évacuations, sans qu'il existe de mouvement fébrile, sans qu'on puisse supposer de lésion primitive, soit de l'estomac, soit des intestins. Je ne prétends pas mentionner tous les cas où la bile, ainsi viciée, peut devenir nuisible, car ils sont extrêmement nombreux. Dans l'inflammation du péritoine, les vomissemens de bile verte sont de mauvais augure. Ils surviennent d'ordinaire vers la fin, lorsque l'inflammation gagne le pourtour du foie, du diaphragme et de l'estomac, qui alors est loin d'être constamment affecté. Dans les fièvres graves, ce symptôme continu n'est pas moins fâcheux par les désordres qu'il révèle, le trouble qu'il suscite, par la convulsion continuelle de l'estomac et l'impossibilité de lui confier aucun médicament. Dans ces cas, est-ce l'irritation de l'estomac ou du duodénum qui a provoqué cette sécrétion? ou bien, est-ce le liquide dépravé, qui par sa présence détermine les vomissemens? Cette question est des plus importantes, car sa solution doit décider de l'emploi des moyens qu'il convient de tenter. Si l'irritation de l'estomac était la cause unique de l'afflux de la bile, elle devrait surtout abonder, lorsque cette irritation est dans toute son intensité, et se montrer dans tous les cas indistinctement, ce qui n'a pas lieu. Lorsque ce symptôme persiste avec une opiniâtreté telle, qu'il est suivi de mort, il doit en résulter quelque trace sur le viscère présumé malade. Cette conséquence est de rigueur.

Si une rougeur, une décoloration, un changement de nuance de la muqueuse gastrique ne peut satisfaire un esprit non prévenu, que sera-ce lorsqu'à la suite des vomissemens les plus rebelles on trouvera l'estomac et le duodénum dans un état tel, qu'il est impossible d'admettre qu'ils aient été pendant la vie le siége d'aucune altération?

XLIe. Observation.

Fille, dix-huit ans. Fièvre bilieuse catarrhale, symptômes graves et variés, vomissemens verts pendant douze jours; mort. Estomac sain, pancréas atrophié, ulcère dans l'iléon.

Une fille de dix-huit ans vint à l'Hôtel-Dieu pour un mal-aise qu'elle éprouvait depuis huit jours; elle accusait surtout une grande débilité des extrémités inférieures. La langue était saburrale, le pouls peu fébrile, l'air inquiet et l'œil égaré. (Ipéc. 15 gr., looch, tisan. pector.) Le 2, la langue se sécha, la fièvre s'accrut, l'anxiété était plus prononcée. (1 gr. d'émét. en lavage, pil. camph.) Le 3, à la suite des évacuations, le pouls perdit de sa fréquence, la peau de sa chaleur. Le 4, quelques selles eurent lieu spontanément; la surdité survint en même temps qu'un léger délire. Le 5, vomissemens abondans de bile verte. (Quelques gr. d'ipéc.) Les 6, 7 et 8, vomissemens semblables; le pouls se serre, devient fréquent; la figure s'injecte surtout vers le soir et fait ressortir la teinte jaunâtre du pourtour du nez et des lèvres. La langue est humide ou âpre, le délire fugace, la respiration oppressive. (16 sangs. au thorax.) Le 10, les vomissemens cessent. Expectoration mousseuse, muqueuse, abondante, parfois teinte d'une couleur verte analogue à la bile. (Sir. guim., looch, oxym.) Le 12, l'expectoration cesse, les symptômes, qui s'étaient amendés, prennent une nouvelle intensité. Le pouls se serre de nouveau, et, le 13, les vomissemens verts reparaissent, sauf de courtes intermissions; ils se répétèrent jusqu'à la mort. La peau et le pouls étaient presque dans leur état naturel. La malade, toujours sourde, ne se plaignait d'aucune douleur. La langue était humide et d'un rose pâle. La face peignait l'agitation, et parfois il y avait apparence de délire. Les crachats furent plus d'une fois verts comme la bile vomie. Quelques selles eurent lieu spontanément, et chaque soir il y avait un léger redoublement marqué, surtout par l'injection uniforme de la face. Ces symptômes, qui durèrent sans rémission pendant huit jours, épuisèrent les forces; bientôt le pouls perdit son ressort : quelques cuillerées de bouillon ne purent être supportées. Des vésicatoires furent inutilement appliqués aux jambes le 19; elle mourut le 20.

Autopsie. La tête ne fut point ouverte. Les chairs étaient roses, fermes et vermeilles comme dans la jeunesse jointe à la meilleure santé. Les organes renfermés dans la poitrine étaient dans un état rare de perfection. L'estomac, d'une capacité remarquable, était rempli d'un liquide fortement teint de bile, qui adhérait à la muqueuse; ses tuniques, denses, fermes, blanches, n'offraient pas même la plus légère trace d'une altération quelconque. Le duodénum et le jéjunum, dans un état analogue à celui de l'estomac, étaient gorgés de bile, que l'on retrouvait jusque dans la dernière partie des intestins. Quelques ulcérations, petites, clair-semées et dans un état avancé de cicatrisation, existaient dans l'iléon et le colon. La membrane muqueuse de ce dernier était brune dans une portion de sa longueur. Cette même nuance se voyait aussi sur quelques points isolés de l'iléon. Le pancréas, d'un blanc mat, dur, aplati, comme atrophié, criant sous le scalpel, paraissait hors d'état de remplir ses fonctions. L'intérieur du bassin renfermait quelques points de mélanose et un kyste bleuâtre, du volume d'une noisette, suspendu près de l'ovaire gauche, par un filet long et délié. Malgré l'état le plus parfait de l'estomac, qu'il me soit jamais arrivé de rencontrer, les vomissemens n'en ont pas moins persisté jusqu'à la mort. J'ignore jusqu'à quel point l'endurcissement du pancréas a pu influer sur la production des phénomènes observés ; mais je ne puis m'empêcher de revenir sur son état particulier. Il était squirrheux, criant sous le scalpel et incapable de remplir ses fonctions. On sait combien le liquide qu'il sécrète est indispensable pour l'acte de la digestion, il joue peut-être un rôle plus important qu'on ne pense dans les maladies aiguës ou chroniques où cette fonction est lésée. Il m'est souvent arrivé de le voir dégénéré, notamment chez un enfant de six ans, qui mourut dans le marasme à la suite de vomissemens rebelles ; je le trouvai dur, squirrheux et tellement volumineux, qu'il comprenait dans son développement une anse du duodénum, ainsi étranglée, au point que le passage des liquides dans cet intestin devenait des plus difficiles. Chez un militaire que j'eus occasion d'ouvrir au mois d'avril dernier, le pancréas était dans un état analogue à celui de l'observation 41e. Je rapprocherai cette histoire de la première, quoi qu'il n'y ait presqu'aucun rapport entre elles, parce que l'une et l'autre peuvent compter parmi celles dont l'autopsie ne nous a fourni que peu de lumières sur le siége primitif de la maladie.

XLIIe. Observation.

Homme, vingt-quatre ans. Fièvre maligne ; mort brusque. Tête gorgée de sang, poumon hépatisé, tache sur l'estomac, pancréas atrophié.

Un militaire de vingt-quatre ans, fort et bien constitué, malade depuis six jours, fut apporté le 9 avril, ayant la face stupide, l'œil injecté, les mâchoires serrées convulsivement, les forces anéanties, le pouls petit, mou, peu fréquent ; la peau dans l'état naturel, la respiration courte et oppressive. Le 10, deux grains d'émétique furent donnés sans effet. Le soir, la figure est injectée, inondée de sueur, ainsi que le reste du corps. La tête, lourde, cède à l'impulsion qu'on lui communique ; les lèvres sont décolorées, le pouls misérable, la résolution complète ; il meurt dans la nuit.

Autopsie. Le cerveau n'offrit d'autre particularité qu'une injection prononcée. Le poumon gauche était libre et sain ; le droit à moitié hépatisé : ce qui paraissait ancien, tenait aux côtes par des adhérences peu résistantes. Le cœur était volumineux, très-ferme ainsi que le foie. L'estomac était marqué d'une empreinte grise de la largeur de la paume de la main, d'intensité inégale en ses divers points, et placée vers la grande courbure. Le duodénum et tout le tube intestinal étaient sains. Le pancréas, dur et desséché, criait sous le scalpel, il se rapprochait en tout de celui qui a été décrit précédemment.

NOVEMBRE.

La pluie ne discontinua point pendant ce mois ; il fut perpétuellement sous l'influence des vents du sud et d'ouest, qui soufflèrent avec impétuosité. Cette abondance d'eau causa des inondations désastreuses. Vers la fin du mois les pluies parurent se modérer ; mais la nuit détruisait constamment les espérances que le jour faisait naître. La température fut douce; le baromètre se tint peu élevé : le terme moyen du thermomètre fut de huit degrés au-dessus de zéro.

L'humidité persistante de l'air, son peu de tension, et le mouvement que les vents lui imprimaient, rendent compte du genre de maladies qui régnèrent. Des douleurs vagues parcourant les cavités du corps, des rhumatismes qui gonflaient les articulations, des fluxions avec surdité passagère, douleurs de dents et engorgement des glandes cervicales, se montrèrent en grand nombre.

On vit aussi beaucoup d'affections catarrhales simples, qui remplacèrent l'embarras des premières voies; mais jusqu'alors on observa peu de fièvres catarrhales, et pas une pneumonie ou pleurésie vraie.

Aucuns ne furent plus tourmentés que ceux qui étaient atteints de phthisie pulmonaire, ou toute autre maladie chronique de la poitrine; tous souffrirent extrêmement, et plusieurs périrent. C'est à l'influence des mêmes causes qu'il faut attribuer les étouffemens, les accès de dyspnée, les bouffissures, les œdèmes des jambes, les infiltrations générales qu'on fut à même d'observer.

Les flux chroniques, moins nombreux peut-être qu'ils n'ont coutume d'être à pareille époque, furent rebelles et relativement plus meurtriers.

Les fièvres ne furent point autres que

celles de l'été; seulement elles s'accompagnèrent toutes de flux et de symptômes constans vers le bas-ventre. Quoique longues et difficiles à traiter, elles guérirent assez bien; car, à l'exception de quelques malade enlevés d'une manière brusque et inopinée; on n'eut sous ce rapport presqu'aucun regret à former.

XLIIIe. Observation.

Femme, trente-deux ans. Grossesse, couche à six mois, pétéchies noires; mort brusque. Estomac flagellé, putréfaction prompte.

Une femme de trente-deux ans, d'assez chétive apparence, vint, le 1er. octobre, pour des incommodités nombreuses qu'elle attribuait à une suppression. Je reconnus l'existence d'une grossesse au cinquième mois; en conséquence, je la fis coucher dans la salle des convalescens, et lui fis donner des alimens, dont elle avait surtout besoin. Vingt-quatre jours après, elle est prise de tranchées, et accouche dans la nuit d'un enfant qui ne vécut que deux heures. Le lendemain matin, elle était calme, tout semblait dans l'état le plus naturel. Vers les deux heures d'après-midi, elle se plaint de serrement à l'épigastre; le pouls s'accélère, l'œil devient vif, la raison se perd, une sueur abondante est suivie de plaques rouges à la peau, sans saillie, sans chaleur considérable : en quelques heures elles noircissent, et la mort survient au milieu d'une nuit fort agitée.

Autopsie, quinze heures après la mort. La chaleur n'étant pas encore éteinte, la roideur cadavérique avait disparu, et la surface du corps était presqu'en entier d'une teinte bleuâtre et violacée, signe d'une putréfaction commençante. (La température était à dix degrés et le temps serein.) Le corps ouvert après vingt-quatre heures, n'offrit pour toute lésion que des stries roses sur l'estomac, qui, correspondant aux parties les plus saillantes de ses replis, lui donnaient, lorsqu'il était développé, l'apparence de certaines indiennes régulièrement imprimées. Les chairs étaient molles, blafardes et les viscères sans consistance, au point que les intestins pincés se déchiraient par une traction médiocre. Le cœur était dans un état analogue; de plus il présenta une longue ecchymose, qui, incisée, donna issue à du sang noir et fluide. L'utérus, très-sain, du volume d'un fœtus à terme, contenait quelques caillots légèrement adhérens, là où était l'attache du placenta.

Doit-on s'étonner de pareils exemples, lorsqu'on songe au temps déplorable qui, depuis tant de mois, n'a cessé de nous poursuivre? Qu'on se souvienne du mois de janvier, où de semblables histoires ont été rapportées; qu'on se rappelle la constitution qui l'avait précédé, et l'on verra les mêmes causes concourir aux mêmes résultats. Ces causes font sur nos corps une impression d'autant plus profonde, qu'ils opposent une résistance moins énergique : elles diminuent la force des solides et altèrent la composition des liquides. Lorsque cet état est parvenu à son comble, il suffit du plus léger ébranlement pour déterminer des accidens promptement mortels; c'est alors qu'une impression morale, un excès, un refroidissement subit, un mouvement de fièvre, une lésion externe de peu d'importance, deviennent funestes; c'est l'étincelle qui allume un incendie. Si le corps échappe à cette circonstance déterminante, il peut, par l'effet d'influences plus bénignes, revenir à un état meilleur et regagner ce qu'il a perdu. Je ne puis autrement expliquer cet état de mal-aise, de souffrance, de dépérissement qui se manifeste et disparaît ensuite chez certains individus, sans qu'on puisse en assigner de raison suffisante.

Alors il importe d'étudier l'action des causes générales pour en combattre l'effet; c'est alors qu'une vie réglée, la tempérance, un exercice journalier sont surtout salutaires : les ressources de l'hygiène suffisent souvent pour soutenir l'équilibre sur le point de se rompre, et prévenir les maladies toujours fâcheuses que l'on voit survenir. Le Pecq conseillait dans ces cas d'aller, pour tout remède, respirer chaque jour, pendant quelques heures, l'air pur et renouvelé des hautes montagnes qui entourent notre ville. Ce conseil serait excellent s'il était plus souvent praticable.

J'ai encore placé dans ce mois l'histoire de cette femme, parce que sa grossesse inspirait un plus grand intérêt. De pareils événemens ont, à ma connaissance, eu lieu dans la ville, et ce serait bien à tort qu'on en accuserait la circonstance des couches. Il est constant qu'à Rouen les accouchemens sont souvent longs et pleins de dangers, ce qui dépend du climat propre de la ville, essentiellement débilitant; mais la grossesse, état selon la nature, et la parturition, fonction départie à la femme, n'ont-elles par elles-mêmes rien de fâcheux, rien de délétère? Si les sécrétions qui en sont la conséquence ne se font pas régulièrement, si les liquides détournés de leur cours s'altèrent et se corrompent, c'est que la nature est contrariée dans son vœu; mais la source n'en était point impure. La dépravation que subissent les liquides, les maux qui en résultent sont analogues à ceux qui proviennent du trouble des autres fonctions.

C'est l'état cachectique où était notre femme, qui hâta chez elle le moment de l'accouchement, puisqu'il ne fut dû à aucune autre cause appréciable. La force vitale affaiblie ne lui permit point de dépasser le terme de six mois; et le bouleversement qui résulta de cette délivrance prématurée, agissant à son tour comme cause déterminante, a précipité la catastrophe. Au degré où elle était parvenue, si elle n'eût point été enceinte, elle eût bien pu périr au moindre accès de fièvre, à l'exemple de ceux que j'ai cités. Il eût été peu surprenant que le plus léger choc eût fait naître des accidens mortels, tant les effets que nous éprouvons dépendent moins de leur nature que de notre propre disposition.

Le père de la médecine dit, au livre 2 de ses Prédictions, que les hommes meurent par des causes de toute espèce qui ne sont point graves; qu'il ne faut point s'en étonner, quand on réfléchit que les corps des hommes diffèrent beaucoup; et après lui, Valère-Maxime, exprimant sa pensée d'une façon plus précise, dit : « La fin de notre vie étant exposée à différentes causes occultes, certains accidens prennent quelquefois injustement le titre de destin suprême, lorsqu'ils surviennent au terme de la mort, plutôt qu'ils ne produisent la mort eux-mêmes. » Ceci prouve que ces remarques ont été faites de tout temps. Les auteurs fourmillent de morts survenues même après des lésions externes, tout-à-fait incapables de les produire. Hippocrate rapporte qu'un jeune homme, qui avait couru par un chemin raboteux, éprouva ensuite une douleur au calcanéum, et, cette partie et les environs étant devenus noirs, il mourut le vingtième jour. Morgagni, qui en cite de semblables, dit aussi qu'une jeune fille de Vérone qui nourrissait, comme cette Lesbie de son compatriote Catulle, un petit moineau avec lequel elle jouait, voulant l'enlever avec sa main gauche de dessus son épaule droite, sur laquelle il avait volé, en fut mordue au doigt indicateur, après quoi il survint une petite fièvre, qui, vers le quatorzième jour, s'accompagna de syncopes et de convulsious dangereuses, dont les accès se répétaient seize ou dix-huit fois par jour. Sans recourir aux observations étrangères, quel est le médecin qui n'en possède point un grand nombre? J'ai vu, étant à Paris, le domestique d'une grande maison atteint d'un panaris, pour lequel il avait souffert une incision depuis deux jours, se mettre au lit, avec un malaise léger, et mourir la nuit au milieu des sueurs et des convulsions. Et une autre femme qui, vers le même temps, se rendit à l'Hôtel-Dieu de Paris pour un petit authrax, qui, suivant la méthode adoptée dans cette maison, fut incisé crucialement, mourir dans la même journée, sans que l'ouverture du corps fît reconnaître autre chose qu'une putréfaction plus rapide que de coutume. Certes, ces causes par elles-mêmes étaient presque insignifiantes; elles ne peuvent être regardées que comme une occasion qui a donné lieu à la mauvaise disposition du corps, de produire des accidens funestes.

On vient de lire l'exemple le plus frappant, comme le plus mortel, des fièvres que vit naître ce mois-ci. Les autres, malgré leur gravité, furent moins brusques, et leur marche plus régulière permit de tenter des moyens qui souvent furent couronnés de succès. Je vais placer ici quelques-unes des guérisons que l'on obtint. J'ai cité dans le cours de ce travail assez d'histoires terminées d'une manière funeste, pour qu'on ne soit pas fâché de perdre un instant de vue d'aussi tristes objets. Il est juste d'ailleurs, que traçant le tableau fidèle que présenta l'hôpital, je fasse part des consolations que nous éprouvâmes, puisque je n'ai point dissimulé nos pertes. . . . .

XLIVe. Observation.

Enfant, dix ans. Symptômes d'hydrocéphale. Vésicatoires, lavemens purgatifs. Guérison.

Un enfant de dix ans, malade depuis dix jours, fut apporté à la fin d'octobre. Il était pâle, abattu et l'œil terne; il ne pouvait soutenir sa tête; le ventre était tendu, la peau âpre, la langue humide et la respiration oppressive. L'ipécacuanha ne détermina qu'une selle. Le deuxième jour, il poussait par intervalle des cris aigus, les sens étaient obtus; il restait continuellement la tête fléchie et enfoncée dans son lit. (Vésic. au col, lav. purg.) L'œil devint plus vif, le pouls prit plus de consistance. (Tisan. d'org. cap.) Le quatrième jour, il entendait et faisait des efforts pour répondre, mais les lèvres et les dents étaient sèches et la face, toujours stupide, devenait terreuse. (Camph.) Les 5 et 6, coma, gémissemens continuels, respiration courte, entrecoupée de longues inspirations, (lav. purgat.) selles abondantes. (Camph., sir. de kina.) Cet état se soutint pendant quatre jours sans mieux positif; enfin, le 11, il fut pris de moiteurs générales, le pouls se détendit, l'œil devint plus fixe, les mouvemens plus sûrs, le ventre s'ouvrit de nouveau, et la fièvre tomba; à dater de cette époque, la convalescence commença; mais elle fut extrêmement longue. Quinze jours après, il pouvait à peine se soutenir sur ses jambes; les mouvemens du corps et les opérations des sens étaient incertains, la figure resta long-temps terne et grippée, cependant il se rétablit complètement.

Il est évident qu'ici l'effort morbifique menaça spécialement le cerveau. La dérivation puissante que l'on porta à la peau et sur les intestins, opposa une digue à un mal qui, abandonné à lui-même, eût été sûrement funeste. Le coma, la pesanteur de la tête, les cris et la stupeur indiquaient que déjà l'épanchement se faisait dans la cavité des ventricules. La longueur de la convalescence démontre, combien, même chez les enfans, la résorption de pareils épanchemens est une chose difficile.

XLVe. Observation.

Femme, vingt-six ans. Fièvre bilieuse putride; rechutes. Guérison.

Une femme de vingt-six ans fut prise, dans le cours du mois d'octobre, d'un flux léger, qui s'accompagna de signes de saburre et d'un mouvement de fièvre : on lui mit vingt sangsues à l'épigastre et on lui fit boire de l'eau gommée, sans effet salutaire. Trois jours après on voulut réappliquer vingt sangsues au même lieu, la malade n'y voulut point consentir; elle se rendit à l'Hôtel-Dieu dans les derniers jours du mois d'octobre.

Le pouls était serré, peu fréquent, la peau âpre, la langue rouge et râpeuse, la face terne, inégalement colorée : le soir, le ventre était très-libre, à l'heure du redoublement, les selles assez abondantes et les forces anéanties. (Ipécacuanha quinze grains, tisane d'orge.) Le flux continua, et les forces baissaient chaque jour. Le sirop de kina fut ajouté dans les boissons. Le septième jour de son entrée, le flux se supprime, l'appétit se fait sentir et le mal paraît céder. (Bouillon.) Le 10, la langue et la peau se sèchent, la face se colore, le pouls s'accélère, le flux reparaît, et la toux amène des crachats sanglans. (Diète, org. capil., sir. guim.) Le 12, la fièvre redouble, la face s'anime, l'ouïe se perd, et des vomissemens surviennent. (Lav. assa fœtida, julep. anti-émétiq.) La fièvre persiste avec des redoublemens, la langue est rouge, la soif vive, le flux continu, le délire s'y joint. (Eau de riz, sir. de kina.) Ces symptômes se soutinrent pendant huit jours, vers la fin desquels le flux se suspendit et fut remplacé par une toux fatigante : on ajouta le camphre aux médicamens. Le 20, la fièvre tombe, le pouls se détend, la face est moins stupide, l'ouïe plus sûre, la raison moins troublée, l'appétit se fait sentir. (Bouillon.) Le mieux se soutient jusqu'au 25, où tous les symptômes, passés, se reproduisirent avec une nouvelle intensité. Après cette rechute, l'estomac ne pouvait rien supporter. (Lav. assa fœtida, eau de fleurs d'orange.) Le 31, les vomissemens se modérèrent, le ventre se serra (tisan. d'orge capill., sir. kin.); la peau se détend, la fièvre disparaît. La convalescence commença le trente-sixième jour.

D'après les détails que j'ai donnés sur les fièvres de la saison précédente, je puis me dispenser de rien dire sur la nature de cette affection. Je ferai seulement remarquer que le mal parut céder le 7, qu'il reprit le 10, et que les symptômes calmés de nouveau après un grand danger, se réveillèrent le 25 avec une nouvelle activité; que ces deux époques de rechute correspondent à des jours d'entrée, où les parens des malades leur apportent des alimens qu'ils mangent en cachette. Je n'exagère point en avançant qu'un quart éprouvent des rechutes par cette seule cause, qui donne la mort chaque année à un grand nombre, malgré la surveillance active qu'on ne cesse d'exercer.

XLVIe. Observation.

Femme, vingt-six ans. Fièvre bilieuse catarrhale, symptômes graves, type rémittent. Guérison.

Une femme de vingt-six ans, qui toussait habituellement, fut prise de fièvre après un mois de malaise. On lui appliqua un cautère au bras et des boissons adoucissantes lui furent données. Après quelques jours, le délire survint avec une agitation considérable. Cet état ayant persisté pendant douze jours, on l'apporta à l'Hôtel-Dieu dans l'état suivant : La peau était humide, la face injectée, le pouls actif, le délire continu, le ventre très-libre, l'oppression considérable et accompagnée d'une toux qui amenait des crachats muqueux. Les redoublemens du soir étaient marqués par des mouvemens convulsifs et suivis d'un trouble effrayant. (Tis. pect., looch.) Le troisième jour de son entrée, la stupeur, le coma étaient toujours les mêmes. (Vésic. au côté.) La fièvre, l'oppression diminuèrent, le ventre se serra, la face était toujours bouffie, colorée, et la raison nulle. (manne ℥ ij, tisan. *idem.*) Le septième jour, le vésicatoire n'ayant point été entretenu, l'oppression augmente ainsi que le délire et l'injection de la face. Cependant le pouls perdait de sa fréquence. (2ᵉ. vésic. au côté.) Chaque jour était marqué par des redoublemens irréguliers, et le soir, il en survenait un plus fort que les autres, précédé d'un frisson intense. Le 8 au matin, calme et raison (sulf. de kin., 8 gr.); pas d'accès. Le 9, (sulf. de kin. 6 gr.) redoublement le soir, suivi d'agitation et annoncé par un frisson qui ne dépassa pas les pieds. Le ventre était serré depuis plusieurs jours (manne ℥ jj,), selles abondantes. Le 11, pas de frisson; le 12, la fièvre cède, l'appétit se fait sentir; mais la toux et l'oppression persistent, et la malade ne peut reposer sur le côté droit. Le 14, le ventre se serre, des signes de saburre se manifestent, des accès irréguliers et précédés de frisson avaient lieu presque tous les jours. (Manne, looch, oxym.) La toux et les nausées fatiguent la malade. (Sir. d'ipéc.) Des évacuations bilieuses ont lieu par haut et par bas, et le pouls est toujours fréquent; néanmoins, les forces revenaient, et la figure reprenait son expression. A dater de cette époque, on n'eut à combattre que des accès de fièvre, qui semblaient vouloir se régler en tierce. Le sirop de kina suffit pour les faire disparaître; la guérison fut complète après quarante jours.

DÉCEMBRE.

Cette dernière période de l'année fut remarquable par sa douceur extrême, due sans doute à l'influence permanente du vent du sud. Les pluies qu'il amena ne furent point aussi abondantes que dans les autres mois. On eut beaucoup de jours purs et agréables dans une saison qui va rarement sans brouillard, sans glace et sans frimas. Le baromètre se soutint constamment élevé; deux fois il descendit à vingt-sept pouces trois lignes, ce qui causa des tempêtes. La température moyenne fut de six degrés au-dessus de zéro.

L'uniformité de l'état du ciel et des vents permit aux fièvres de l'été de se reproduire jusqu'aux approches de l'hiver, et n'en fit point éclore de nouvelles. Quelques affections catarrhales simulèrent des pneumonies, dont on vint à bout sans évacuation sanguine.

Aucune fièvre nouvelle n'ayant paru digne de fixer notre attention, je choisirai, pour tracer l'historique de ce mois, celles des affections dont il n'a point encore été question; ayant moins d'égard à leur liaison avec la constitution dominante, qu'au silence que j'ai gardé sur leur compte.

XLVIIe. OBSERVATION.

Fille, treize ans. Croup, rémission, suffocation subite. Glotte libre et spacieuse.

Une fille de treize ans fut apportée, le 4 décembre, avec tous les signes du croup au troisième jour. La figure était violette, l'oppression, l'anxiété extrêmes; le pouls petit, serré, très-fréquent, la peau froide; l'inspiration et la toux avaient ce caractère particulier, qui ne permet point de méconnaître cette maladie. (Emétiq., 12 sang. au larynx.) Le 5, l'oppression était moindre. (Vésic. au col, ipéc.) Le 6, la respiration était libre, l'expectoration comme purulente; le pouls plus développé; mais par accès les accidens se répétaient avec la même violence que lors de son entrée. Une de ces crises ayant été plus longue que les autres, elle mourut suffoquée.

Autopsie. Les poumons étaient sains : le droit avait contracté de légères adhérences; les muqueuses pituitaires, pharyngiène, laryngée, étaient rouges et profondément enflammées; tout le larynx était tapissé d'une fausse membrane adhérente, mince, molle, qui allait, en se perdant insensiblement, dans la trachée-artère. L'ouverture de la glotte était libre et spacieuse, comme elle est à cet âge. Je ne trouvai aucun autre désordre.

L'angine laryngée qui porte le nom de croup se voit rarement chez nous. Ses symptômes violens font que les enfans succombent avant qu'on les apporte; souvent même sans qu'on ait reconnu la maladie. Je ferai remarquer qu'à l'âge où était notre petite fille, l'ouverture de la glotte a déjà une dimension assez considérable, et que la fausse membrane qui tapissait le larynx, très-mince et partout adhérente, ne peut avoir causé la suffocation, même en supposant que la fluxion inflammatoire, qui cesse à la mort, lui eût donnée une épaisseur triple. D'où pouvaient donc venir ces accès suffoquans qui l'ont si promptement enlevée? Je les attribue au spasme, aux contractions des muscles irrités qui resserraient l'ouverture de la glotte, au point que l'air n'y passait qu'avec peine; à moins qu'on ne suppose que cette obstruction fût causée par le produit abondant de la suppuration, qui à l'autopsie découla du pharynx et des points les plus profonds de la cavité nasale, ce que je ne contesterai point.

On vit aussi dans cette saison un bon nombre de scarlatines; toutes celles qui vinrent à temps guérirent sans efforts; celles-là seules qui arrivaient tard offrirent du danger. C'est parmi ces dernières que je prendrai deux exemples, pour ne pas passer en entier sous silence cette maladie si commune, et parfois si redoutable.

XLVIIIe. Observation.

Homme, vingt-six ans. Scarlatine, marche spontanée jusqu'au septième jour. Guérison.

Un marin de vingt-six ans fut pris, étant à bord, d'une scarlatine, que l'on fut forcé d'abandonner à elle-même. Elle fut des plus violentes, autant qu'on en peut juger par l'état qu'il présentait le septième jour. Alors il était d'un rouge vif de la tête aux pieds ; l'épiderme soulevé se détachait sur tous les points qui supportaient le corps ; le pouls était fréquent et serré ; la face tuméfiée, stupide, et la bouche fuligineuse. (Sirop de kin. ; limon.) Le deuxième jour de son entrée, selles spontanées, stupeur profonde, sensibilité extrême de la peau. Le 3, la langue parut s'humecter à la suite des vomissemens bilieux. Le 4, toute la bouche se couvre d'aphthes, bientôt l'épiderme tombe, dénude une grande partie de la surface du corps. (Gargar. ; tis. miel.) Des ulcères larges et superficiels se forment au siége, au dos, aux coudes ; les douleurs sont vives et l'insomnie continuelle. (Sir. diacod.) Le 7, les souffrances épuisent les forces, abattent le courage, troublent toutes les fonctions ; néanmoins la langue se nettoie et le pouls est moins fréquent. (Bain. ; lim., sir. de kin.) Les douleurs sont moindres. (Bain.) Le sommeil revient. (Bain.) Les ulcères marchent vers une cicatrisation rapide ; l'appétit se fait sentir. La guérison fut complète après un mois de séjour.

XLIXe. Observation.

Fille, dix-neuf ans. Scarlatine; symptômes graves. Guérison après des vomissemens verts abondans.

Une grosse fille de dix-neuf ans fut prise, dans le cours de décembre, d'une angine avec fièvre, oppression, rougeur et âpreté de la peau. On appliqua des sangsues à l'épigastre, et un purgatif fut donné le troisième jour. Ces moyens ne modérèrent pas les symptômes; car le huitième jour on l'apporta sans connaissance, alternativement agitée ou abattue. La peau chaude, âpre, le ventre tendu, douloureux. (Lav. assafœtida, lim.) Le neuvième jour, délire violent. (Émet. 4 gr.) Vomissemens abondans d'une bile verte et poisseuse. (Lav. le soir.) Selles noires et fétides. Le 10, le pouls se ralentit, le ventre tombe et le délire diminue. (Tis. d'orge, lav. simple.) Le 11, selles noires, abondantes, suivies du retour de la raison. L'engourdissement se dissipa les jours suivans. Un minoratif, donné le 15, hâta la convalescence.

CONSIDÉRATIONS SUR LA VARIOLE.

Des varioles de mauvaise nature attaquèrent la plupart des enfans qui séjournaient depuis long-temps dans la maison. Chez ces êtres, faibles, cacochymes, scrophuleux, rachitiques, épuisés par la misère ou des affections antérieures, on conçoit qu'elles ne pouvaient qu'être fâcheuses. Il en périt trois; un d'eux mourut après de bien vives souffrances, toutes les pustules lors de la dessication, ayant donné lieu à des ulcères sordides qui le conduisirent au tombeau. Je terminerai ce travail par quelques considérations sur ce point important, et j'insisterai sur les moyens propres à en diminuer le danger.

C'est un spectacle toujours affligeant que les ravages causés chaque année par la petite vérole, lorsqu'on songe qu'il eût été si facile de l'anéantir. On se demande avec douleur, à quoi sert de chercher des spécifiques lorsqu'on voit le plus doux, le plus innocent de tous, reçu avec tant d'indifférence, malgré ce qu'a pu faire un gouvernement éclairé. Le nombre est incalculable de ceux qui s'obstinent encore à repousser ce préservatif, dont les préjugés ne cèdent ni à l'expérience du passé, ni aux exemples du présent, sûrs garans pour l'avenir; et cependant ce fléau n'a rien perdu de son activité. Depuis plus de treize siècles qu'il a paru en Europe, il n'a point changé de forme; sa marche, ses symptômes, son danger sont toujours les mêmes; il n'est point de ces ennemis que le temps use, que le climat mitige, que l'habitude adoucit; il a toujours conservé son empreinte et sa physionomie propres; ses périodes sont aussi distinctes que dès les premiers temps, les jours aussi fixes, ses suites également redoutables, et les descriptions faites dans les temps reculés sont encore des modèles d'exactitude et de vérité. Loin de nous être utile, le temps semble nous avoir fait perdre quelque chose; car pendant un bon nombre de siècles, la maladie ne se montrait que dans certaines saisons, que d'une manière épidémique, avec des ravages affreux, il est vrai; mais ce temps passé, on était tranquille jusqu'à nouvelle invasion. Maintenant elle est sporadique, elle règne indistinctement en tout temps; ce qui n'exclut pas ses apparitions meurtrières et sa marche épidémique. Si elle paraît moins mortelle, cela dépend du nombre de ceux qui ont su s'y soustraire en usant du préservatif, ou de ce que, régnant sans discontinuer, les victimes sont décimées en détail.

Il ne se passe pas de saison que, sur quelques points de la France, on ne signale ses effets; et trop souvent nous sommes appelés à en être les témoins.

La dernière moitié de l'an 1823 fut remarquable par une épidémie qui parcourut une partie de la France et de la Belgique, et qui n'épargna pas plus notre ville que ses environs. Des événemens désastreux retentirent à nos oreilles. Ce fut surtout dans la classe indigente que l'on vit des maisons entièrement dépeuplées d'enfans. Cinquante environ, la plupart confluentes, furent à cette époque traitées à l'hôpital, il en périt un sur six. L'année suivante ne fut pas moins féconde; car quatre-vingt-quinze furent admis en 1824, et dix-sept périrent. Ce fut le mois de mai et celui de juin qui en virent naître un plus grand nombre : elles diminuèrent dans les mois de juillet, août et septembre, qui n'en offrirent que six ; les autres en virent éclore une égale quantité.

Je ne parlerai point des signes précurseurs qui sont assez connus, ni des accidens qui peuvent accompagner ou troubler son éruption, quoique ce moment soit souvent fort orageux, et que, d'après lui, on puisse tirer un utile pronostic, parce que ce n'est pas à cette période que le danger est le plus imminent, et que souvent les malades nous arrivent lorsqu'ils l'ont franchie. Je dirai quelques mots sur la fièvre de suppuration, qui commence du 5 au 6, et qui s'accompagne de la tuméfaction de la face ; c'est alors surtout que les accidens les plus fâcheux surviennent, et que la mort est le plus à craindre.

La petite vérole, lorsque sa marche est légitime, débute par un trouble général de deux ou trois jours, suivi d'une fièvre plus ou moins forte, qui décroît à mesure que l'éruption apparaît à la peau, et qui cesse tout-à-fait lorsqu'elle y est établie. Dans les varioles graves, confluentes, anomales, le désordre qui agite l'économie ne cesse point, la fièvre continue, et cette période se lie sans interruption à la troisième ou période de suppuration; alors le pouls s'anime, les boutons s'élèvent, leur aréole s'enflamme, la peau se distend et devient douloureuse. Cette tension est en raison de l'abondance de l'éruption. La tête, siége immédiat des sensations, douée d'une vie plus active, d'une circulation plus rapide, de nerfs plus nombreux qu'aucune autre partie du corps, dont les organes sont unis par un tissu cellulaire, lâche, abondant, et recouverte par un tissu délicat, doit, en vertu de sa vitalité plus grande, appeler fortement la fluxion qui se fait alors dans toute l'économie. Aussi voyons-nous les boutons s'y montrer d'abord, y suivre une marche plus prompte, et s'y accumuler dans une proportion tout-à-fait inégale relativement au reste de la surface cutanée. C'est là ce qui en fait tout le danger. La gravité ne s'estime nullement par les pustules qui poussent à la peau, mais uniquement par l'accumulation qui s'en fait à la face. A leur inflammation, succède une tuméfaction sans laquelle le malade court le plus grand danger; et si elle est trop considérable, sa vie est encore menacée; d'où l'on peut voir à quelle alternative cruelle il se trouve exposé.

Lorsque, du 5 au 7, la face ne se gonfle pas, c'est que la matière qui doit être expulsée, soit par défaut d'énergie, soit par toute autre cause, ne se porte point au-dehors, et se fixe sur un organe important, au lieu de distendre le tissu cellulaire. Le cerveau et ses annexes sont alors surtout affectés. Dans ces cas, le délire survient, la chaleur est âpre, le pouls serré; les pustules, au lieu de s'élever, s'effacent; la langue se sèche et la mort ne tarde pas à survenir, à moins qu'une crise sollicitée ou spontanée ne vienne y porter remède. Dans les cas opposés, la face devient énorme, les yeux se closent, la bouche peut à peine être ouverte; le gonflement du pharynx fait refluer les boissons par le nez. L'afflux qui se fait vers la tête, dispose le cerveau et les membranes à participer à une inflammation qui gagne par contiguité. Le trouble des idées, le coma, les convulsions, les vomissemens, l'affaissement subit de la face, la couleur sanieuse et la réunion des pustules, ne sont que les préludes d'une issue funeste. Le salut dépend donc du gonflement, et surtout de sa station dans de justes limites. L'expérience a suffisamment démontré que dans bien des cas la nature ne se suffit point à elle-même. Mais c'est elle qui, par les efforts qu'elle tente, et les cures qu'elle opère, nous met sur la voie qu'il convient de suivre.

Cette tuméfaction si essentielle paraît tenir à une deuxième dépuration, différente de celle qui se porte à la peau, et qui se passe dans les systèmes cellulaire et lymphatique : c'est elle qui a pour résultat la salivation, qui peut être remplacée par l'œdème successif des mains et des pieds; c'est elle qui rend les purgations nécessaires après la terminaison des varioles graves, pour prévenir les engouemens du poumon, les ophthalmies rebelles, l'infiltration des jambes, les abcès, les furoncles qui tourmentent les malades, lorsque cette dépuration secondaire n'a pas eu lieu d'une manière assez franche : la salivation des adultes et la diarrhée des enfans nous montrent par quelles voies la nature peut être soulagée.

La liberté du ventre entretenue du sept au onzième jour, de manière à procurer un flux artificiel, est un moyen des plus salutaires, lorsque le gonflement se fait difficilement, ou lorsque la vivacité de la fièvre et la force du sujet font présager qu'il sera trop considérable. Dans le premier cas, les évacuations qu'on sollicite débarrassent l'économie de la matière qui devait gonfler les mailles du tissu muqueux, et, par fois, en partageant, par une heureuse diversion, les forces, concentrées sur un seul point, facilitent ce gonflement dont l'absence cause le danger; dans le second cas, on diminue par les évacuations la congestion trop rapide dont la tête est le siége. On dégage les organes intérieurs pour leur rendre le libre exercice de leurs mouvemens; car rien ne contribue à soulager, à détendre cette partie du corps comme la liberté du ventre, ce qui est d'une observation journalière en santé comme en maladie. La nature n'a que deux voies de dépuration bonnes et faciles, la peau et les membranes muqueuses; et parmi ces dernières, celle qui tapisse le tube intestinal offre le plus d'avantage, comme étant plus étendue, plus accessible à nos moyens, comme étant liée par des rapports de vitalité plus nombreux avec la tête et la poitrine, et plus souvent dans le vœu de la nature pour opérer des crises salutaires.

Il serait dangereux dans ces circonstances de s'écarter de cette marche à la vue des symptômes alarmans qui ont coutume de se manifester. Le délire, l'agitation, les nausées, les vomissemens, l'enduit épais et noirâtre de la langue, la chaleur âpre, la vivacité du pouls, la réunion des pustules de la face et leur couleur sanieuse, ne doivent point en détourner; car le salut est tout dans l'emploi du moyen indiqué. Tout cet appareil tombera si le ventre s'ouvre, et l'on doit le maintenir libre tant que les forces se soutiendront.

Les toniques seraient nuisibles ainsi que la saignée; car il faut dégorger la tête sans affaiblir le sujet, et soutenir les forces sans exciter la fièvre. Les purgatifs doivent être pris dans la classe des plus doux : dès qu'ils lâchent le ventre ils sont assez énergiques.

A l'Hôtel-Dieu, la manne est d'un usage journalier, et comme elle réussit, on n'en cherche point d'autre ; parfois on l'aiguise avec un peu de sel, et il est fort rare que l'estomac ne la supporte pas. On pourrait, avec le même succès, employer le jus de pruneaux, la casse, la crême de tartre, ou tout autre minoratif; car l'efficacité ne réside point dans tel ou tel médicament, mais dans l'effet qu'il produit. Si je réunissais ici tous les exemples dont j'ai été le témoin, où des malades, adultes sur-tout, ont été par ce procédé arrachés à une mort qui semblait inévitable, je pourrais former un recueil volumineux : je me bornerai à quelques-uns pris dans l'année courante ; ils suffiront pour faire sentir l'avantage d'une pratique trop peu usitée, mais que des succès constans justifieraient de reste, quand bien même elle n'aurait pas pour elle l'expérience de praticiens recommandables, parmi lesquels il suffit de citer Freind, Stoll, Fouquet et Le Pecq de la Cloture.

L^e. Observation.

Homme, seize ans. Variole confluente. Purgation les septième, neuvième, dixième, treizième et seizième jours. Guérison.

Un jeune homme de seize ans vint à l'Hôtel-Dieu le 28 février pour une variole confluente, dont l'éruption se faisait bien. (Tis. pector., sir. guim.) Le septième jour de l'éruption, le nombre des pustules de la face, la vivacité de la fièvre et l'âge du sujet annonçaient un gonflement énorme. Il fut purgé. La face se tuméfia considérablement (le 9, purgation), les vésicules confluentes se réunissent; la langue se couvre d'une croûte sanieuse (le 10, purgation); le 11, toutes les croûtes, réunies et plates, forment un masque hideux et fétide, sous lequel la face est ensevelie; le pouls est fréquent et petit; la langue, les lèvres et les dents recouvertes d'un enduit noirâtre. Le 13, délire, deux selles spontanées, la langue semble s'humecter. (Limon, manne.) Le 14, délire plus vif, langue plus sèche; le 16, elle s'humecta, le gonflement diminua et le ventre s'étant serré, de la manne fut donnée en lavage. Le 17, la fièvre céda ; les croûtes de la face, desséchées, commencèrent à tomber ; on permit du bouillon. L'appétit se fit bientôt sentir, mais les forces ne revinrent qu'à la longue, les pustules ne s'étant sechées que fort tard aux extrémités ; ce ne fut que le quarantième jour qu'on put lui donner un bain, et qu'il entra véritablement en convalescence.

LIe. Observation.

Fille, dix-sept ans. Variole confluente. Purgation les sixième, huitième et onzième jour. Guérison.

Une fille de dix-sept ans, vint, le 27 mai, avec les premières apparences d'une éruption varioleuse. Les règles avaient lieu, ce qui détourna de donner aucun remède actif, quoique la langue fut très-saburrale. Elles cessèrent le 28 ; l'éruption marchait rapidement. Le 30, il survint, par la vulve, un flux de sang noir et très-fétide. Le 1er. juin, tout annonçait une variole des plus tumultueuses et des plus confluentes. Déjà la face se tuméfiait, mais les vésicules étaient plates et sans aréoles ; l'anxiété, la soif, la chaleur, le délire se manifestèrent. (Purgat. doux, et selles abondantes.) Le septième jour, la face était énorme, le délire, l'agitation, les vomissemens continus et la langue recouverte d'un enduit noir et épais. (Vésicat. aux jambes et purgat. le huitième.) La langue était sèche, les vomissemens opiniâtres, l'oppression, le malaise inexprimables; le neuvième, les pustules affaissées ne faisaient plus qu'une croûte dégoûtante. L'insomnie est continuelle, néanmoins les vésicatoires avaient bonne couleur et l'éruption se soutenait mieux aux bras et aux jambes. Le soir, le ventre s'ouvrit et des selles abondantes eurent lieu. Le onzième, l'éruption se maintenait sur le corps, la malade dormit deux heures. (Purgation.) Le douzième et treizième, la face désenfle, la langue s'humecte, plusieurs selles ont lieu spontanément. Le quatorzième, l'épiderme se détache par lambeaux aux jambes, aux cuisses et aux bras, ce qui cause de vives douleurs et écarte le sommeil : néanmoins le 15, la langue était nette, l'appétit se faisait sentir ; on sécha les vésicatoires ; on enduisit de cérat toutes les parties dépouillées. Elle sortit guérie, le vingt-quatrième jour.

LIIe. Observation.

Homme, vingt-un ans. Variole confluente. Purgation les neuvième, quatorzième et seizième jour. Guérison.

Un homme de vingt-un ans, fut apporté au huitième jour d'une variole confluente, avec un gonflement énorme de la face, les yeux clos et la fièvre ardente. Il n'avait été soumis qu'à l'application de sangsues à l'estomac, toute autre indication avait été négligée. (Lav., tisan. pector.) Le neuvième, agitation, délire, langue sèche. (Manne en lavage, sans effet.) Le onzième, la fièvre, le délire avaient augmenté ; le serrement des mâchoires l'empêche de prendre une purgation : on y supplée par des lavemens qui font peu d'effet ; dans son délire, il se lève la nuit et parcourt les salles. Le 12, mouvemens convulsifs, coma. (Vésic. aux jambes.) Le soir plusieurs selles spontanées, et nuit plus calme. (Le 14, manne en lavage.) Le 15, la face se désenfle, la langue se nettoie, la fièvre s'apaise, la dessication commence. (Le 16, purgation.) Elle s'étend ensuite sur tout le corps. Les 17 et 18, on permet une soupe, on supprime les vésicatoires. Il sortit guéri le trente-neuvième jour.

Dans ces trois cas également graves, la jeune fille courut le plus de danger. Elle dut son salut, ainsi que les deux autres, à la liberté du ventre qu'on eut soin d'entretenir. Les vésicatoires furent appliqués chez elle pour soutenir les forces et ranimer l'éruption qui languissait. Ils le furent aussi sur le troisième malade pour déplacer l'irritation, qui, fixée sur le cerveau, avait déterminé un état convulsif dont la persistance eût été bientôt mortelle. J'ai encore cité ce troisième fait pour faire remarquer combien il est dangereux de s'abandonner à ces idées exclusives, qu'il est si facile de généraliser dans les livres et dans les cours; celui qui, jusqu'au huitième jour, avait donné des soins à ce malade, ne voyant dans cette fièvre essentiellement dépuratoire qu'une inflammation de la muqueuse de l'estomac qui se réfléchissait à la peau, s'était borné à appliquer des sangsues à l'épigastre. Je ne prétends pas mettre sur le compte de ce remède la gravité du mal, puisque d'autres, sans cette circonstance, sont aussi maltraités; mais on conviendra qu'elles ne lui ont rien épargné. Quand on se repose uniquement sur un seul moyen, au moins inutile, au mépris de toute autre indication, on est, selon moi, plus coupable que si l'on abandonnait le malade à lui-même. Oui, j'ai vu, et je ne suis pas le seul, des victimes de cet aveugle empirisme; j'ai vu des rougeoles, des varioles poursuivies par des sangsues à l'épigastre, et la mort en être l'effet. Comme s'il n'existait plus qu'un seul mal et qu'un seul remède! Chaque jour on nous apporte des malheureux qui ont été indistinctement soumis à ce mode bizarre de traitement : il est aisé d'en deviner les résultats; on nous les envoie quand l'événement démontre quelle issue on doit attendre; et ceux qui les commencent, sont du moins conséquens en ce point, que n'attendant plus rien d'une manière d'agir qui leur réussit aussi mal, ne pouvant, sans renoncer à leurs principes, prendre une autre voie, ils les remettent en des mains qui, n'ayant ni doctrine ni système à défendre, pourront sans déroger user de tous les moyens capables de les rappeler à la vie.

Revenons à notre objet : Ce n'est pas seulement dans les varioles que la liberté du ventre procure celle de la tête, mais encore dans tous les cas où celle-ci se trouve l'objet d'une congestion par quelque cause que ce soit ; c'est ce que démontre le fait suivant, recueilli dans la même année.

LIIIe. Observation.

Femme, vingt-sept ans. Érysipèle à la face, marche spontanée ; le huitième jour, délire. Purgatif. Guérison.

Une femme de vingt-sept ans vint, le 28 mars, pour un érysipèle à la face, qui datait de huit jours, et pour lequel elle n'avait rien fait. La face était jaunâtre, en partie détuméfiée, et couverte d'épiderme qui s'écaillait. Le pouls était lent et lourd, peu fréquent ; la langue couverte d'un enduit saburral fort épais. Depuis vingt-quatre heures elle délirait. Deux grains d'émétique firent à peine rendre quelques glaires, la tête ne se débarrassait pas. Le lendemain, un purgatif fut donné sans effet ; le délire et l'agitation persistaient toujours au même degré. Le surlendemain, un purgatif drastique détermina des selles d'une abondance et d'une fétidité difficiles à décrire ; la connaissance revint sur-le-champ et la malade fut guérie.

Parmi les varioles de l'année, j'en consignerai deux, quoique discrètes, à cause des particularités qu'elles offrirent, et je terminerai ces citations par celle dont il a été question au mois de septembre dernier, afin de compléter cette histoire, qui ne s'y trouve qu'indiquée.

LIVe. Observation.

Fille, neuf ans. Variole bénigne, salivation tardive.

Une petite fille d'environ neuf ans, vint le 13 janvier, pour une variole des plus discrètes : l'éruption fut facile et sa marche douce et régulière. Le neuvième jour, lorsque la face était tuméfiée, de la manne fut donnée en lavage, et la dessiccation ne se fit point attendre ; mais vers le douzième jour, le pouls s'éleva, la langue devint rouge et lisse sans que l'appétit en souffrît : dès-lors commença une salivation des plus abondantes ; pendant quinze jours elle inondait le lit de la malade, au point de donner des inquiétudes. De la magnésie, des laxatifs et une tisane amère furent donnés pendant ce temps. Cette sécrétion tarit enfin, et la guérison fut complète.

Cette salivation abondante et tardive, accompagnée de l'élévation du pouls dans une variole des plus bénignes, à une époque où la desquamation était achevée, me paraît fort remarquable, et propre à confirmer les observations d'après lesquelles on a cru devoir distinguer la dépuration qui se fait dans le tissu cellulaire vers le neuvième jour, de celle qui se porte à la peau dès le début de la maladie.

LVe. Observation.

Fille, quinze ans. Variole discrète, qui sort et disparaît ; symptômes nerveux ; abcès froid à l'épaule.

Une fille de quinze ans, non encore réglée, vint le troisième jour d'une variole des plus discrètes en apparence ; mais la langue, sèche et d'un rouge vif, était couverte de boutons très-nombreux. Le mal de gorge était violent et accompagné d'un flux de salive qui datait du premier jour. (Tisan. pect., gargar., looch.) Le huitième jour elle fut purgée ; le 11, la face ne s'était point tuméfiée, mais les dents étaient sèches, mates, l'œil vif, brillant, la fièvre active, la peau âpre et l'agitation considérable : les boutons, déjà pleins de suppuration, s'affaissent, la langue s'humecte, une douleur des plus vives se fixe à l'épaule gauche ; on la combat par un vésicatoire au bras. Le 12, l'éruption avait totalement disparu ; la soif, l'agitation étaient plus fortes ; des douleurs vagues parcouraient la tête, le dos et la poitrine ; la langue était humide, la peau âpre, le pouls serré et fréquent. (Sir. de guim., pect. miel.) Les 13, 14 et 15, le trouble est le même, l'insomnie continuelle ; la fièvre persiste avec des redoublemens le soir ; la langue, les dents et les lèvres sont instantanément sèches ou humides ; le délire survient et s'accompagne de surdité. (Limonade.) Le 17, quelques gouttes de sang s'échappent par le nez ; l'agitation redouble, des mouvemens convulsifs agitent brusquement tous les muscles. Cet état, qui s'aggrave le soir, s'accompagne d'une chaleur plus forte, de rougeur de la face, et de fréquence dans le pouls. (Till. orang., pot. calm.) Le 19, un bain produit un peu de calme; on le répète; les spasmes se modèrent, le pouls se développe; mais les forces ne se réveillèrent point; la douleur de l'épaule gauche revint, et paralysa les mouvemens du bras. On insista sur les bains; l'épaule douloureuse se tuméfia, le bras s'allongea, et bientôt on put sentir la suppuration d'un abcès froid qui paraissait intéresser l'articulation scapulo-humérale. Elle sortit le 4 avril pour aller dans les salles de chirurgie.

Les accidens observés tinrent à la marche irrégulière de la variole, à la dépuration incomplète qui se fit. L'abcès à l'épaule en fut le résultat, mais cette terminaison est loin d'être favorable.

LVIe. Observation.

Homme, vingt-huit ans. Variole confluente, pustules violettes; mort. Éruption sur la plèvre; estomac soufflé.

Un homme de vingt-huit ans, grand et fort, mais plus usé que ne le comportait son âge, vint le 2 mai, au troisième jour d'une éruption variolique. Le 7, il eut une abondante salivation; la face se tuméfia, mais les pustules confluentes ne s'élevaient point; l'aréole était pâle, leur pustule violette, la langue était humide, la connaissance entière, le pouls modérément accéléré. Il mourut le huitième jour, sans présenter aucun autre signe.

Autopsie, vingt heures après la mort. La chaleur n'était pas entièrement éteinte. Les pustules, très-saillantes, quoique vides, avaient leur même couleur violette. Le pharynx et la trachée renfermaient quelques pustules; les poumons étaient sains; les plèvres, unies entre elles par des adhérences récentes, étaient marquées d'une grande quantité de pointes rouges, saillantes sous le doigt, et qui sans doute étaient la répétition de ce qui se passait à la peau ; l'estomac était tel qu'il a été décrit.

Je ne remarquai aucune autre chose qui méritât d'être noté.

ÉTATS COMPARATIFS

DES MALADES ET DES MORTS

PENDANT L'ANNÉE 1824.

Etat des Malades entrés pendant l'Hiver.

MALADIES.	HOMMES.	FEMMES.	TOTAL.
Embarras des premières et secondes voies.	73	38	111
Affections catarrhales simples.	70	47	117
Fièvres catarrhales, bilieuses, putrides, malignes.	23	26	49
Fièvres d'accès.	7	3	10
Pneumonies et pleurésies.	32	15	47
Arachnites.	8	0	8
Péritonites.	0	3	3
Rhumatismes.	5	3	8
Angines.	7	2	9
Scarlatines et érysipèles.	6	6	12
Varioles.	13	15	28
Affections chroniques de poitrine.	43	29	72
Phthisies.	31	22	53
Flux et affections chroniques du ventre.	53	28	81
Hydropisies.	2	6	8
Hématémèse.	0	1	1
Pertes utérines.	—	2	2
Aménorrhées, scorbut, leucorrhées.	1	2	3
Cancers d'estomac.	1	2	3
Paralysies, apoplexies.	11	10	21
Coliques de peintre.	1	1	2
Hystéries.	—	3	3
Affections vermineuses.	3	2	5
Fatigue et misère.	26	17	43
Etat adynamique.	7	3	10
Total.	423	286	709

Etat des Morts pendant l'Hiver.

MALADIES.	HOMMES.	FEMMES.	TOTAL.
Dysenteries et affections chroniques abdominales.	6	12	18
Phthisies.	10	7	17
Etat adynamique.	6	6	12
Pneumonies chroniques.	6	3	9
Fièvres putrides.	3	5	8
Arachnites.	7	0	7
Pneumonies graves.	3	1	4
Maladies organiques du cœur. . .	2	2	4
Apoplexies.	1	2	3
Cancer d'estomac.	1	1	2
Ascites.	1	1	2
Variole.	1	0	1
Scorbut.	1	0	1
Total. . . .	48	40	88

Etat des Malades entrés pendant le Printemps.

MALADIES.	HOMMES.	FEMMES.	TOTAL.
Embarras des premières et secondes voies.	64	49	113
Affections catarrhales simples.	52	27	79
Fièvres inflammatoires, bilieuses, catarrhales, putrides.	25	11	36
Fièvres d'accès.	22	1	23
Pneumonies, pleurésies.	22	9	31
Péritonites.	3	6	9
Angines.	6	1	7
Rhumatismes.	9	2	11
Rougeoles, érysipèles et éruptions diverses.	5	9	14
Varioles.	14	11	25
Apoplexies et arachnites.	12	8	20
Hémorrhagies.	4	5	9
Ictères.	3	0	3
Affections chroniques du poumon.	38	16	54
Phthisies pulmonaires.	58	30	88
Flux et affections chroniques du ventre.	29	16	45
Hydropisies.	8	10	18
Cancers de l'utérus.	»	7	7
Squirrhe du pylore.	2	2	4
Névroses.	5	4	9
Scorbut.	0	1	1
Misère et fatigue.	20	10	30
Etat adynamique.	5	2	7
Total.	406	237	643

Etat des Morts pendant le Printemps.

MALADIES.	HOMMES.	FEMMES.	TOTAL.
Phthisies.	20	10	30
Etat adynamique.	8	7	15
Fièvres graves.	8	2	10
Dysenteries.	3	5	8
Hydropisies.	3	3	6
Varioles.	5	0	5
Péritonites.	2	2	4
Apoplexies.	4	0	4
Cancers de l'utérus.	»	4	4
Pneumonies chroniques.	0	2	2
Pleurésies.	2	0	2
Anévrismes.	1	1	2
Arachnites.	1	2	3
Squirrhes du pylore.	1	0	1
Pneumonies.	2	1	3
Morts en arrivant.	2	1	3
Total.	62	40	102

Etat des Malades entrés pendant l'Eté.

MALADIES.	HOMMES.	FEMMES.	TOTAL.
Embarras des premières et secondes voies.	114	68	182
Affections catarrhales simples.	21	16	37
Fièvres d'été.	52	26	78
Fièvres d'accès.	8	2	10
Maladies aiguës de la poitrine.	3	1	4
Rhumatismes.	6	1	7
Péritonites.	1	4	5
Cystite.	1	0	1
Varioles, rougeoles, et éruptions diverses.	14	15	29
Erysipèles.	5	3	8
Angines et scarlatines.	12	5	17
Apoplexies et affections cérébrales.	14	10	24
Affections chroniques de la poitrine.	32	22	54
Phthisies pulmonaires.	17	23	40
Aménorrhées.	—	7	7
Névroses.	10	3	13
Cancers utérins.	—	4	4
Gangrène scorbutique.	1	0	1
Scrophule.	0	1	1
Submersion.	1	0	1
Fatigue et misère.	11	13	24
Etat adynamique.	17	8	15
Total.	330	232	562

Etat des Morts pendant l'Eté.

MALADIES.	HOMMES.	FEMMES.	TOTAL.
Phthisies.	15	13	28
Fièvres graves.	10	6	16
Hydropisies.	8	4	12
Flux chroniques.	6	3	9
Etat adynamique.	9	7	16
Maladies du cœur.	0	2	2
Cancer d'utérus.	—	2	2
Arachnites.	1	0	1
Varioles.	2	3	5
Rougeole.	1	0	1
Apoplexies.	2	2	4
Péritonites.	0	2	2
Submersion.	1	0	1
Rachitis.	0	1	1
Total. . . .	55	45	100

Etat des Malades entrés pendant l'Automne.

MALADIES.	HOMMES.	FEMMES.	TOTAL.
Embarras des premières et secondes voies.	32	30	62
Affections catarrhales.	34	29	63
Fièvres catarrhales, bilieuses, putrides.	31	27	58
Pneumonies.	1	3	4
Rougeoles, varioles, zona, érysipèles.	15	11	26
Rhumatismes.	3	4	7
Péritonites.	0	3	3
Angines.	1	3	4
Hémorrhagies.	5	5	10
Fièvres d'accès.	19	1	20
Hydropisies.	3	9	12
Dysenteries.	44	23	67
Catarrhes chroniques.	33	27	60
Apoplexies.	15	1	16
Phthisies.	14	20	34
Ictères.	2	3	5
Squirrhes du pylore.	1	1	2
Cancers de l'utérus.	»	6	6
Anévrismes.	1	1	2
Empoisonnement.	1	0	1
Submersion.	0	1	1
Etat adynamique.	10	4	14
Fatigue.	22	21	43
Total.	287	233	520

État des Morts pendant l'Automne.

MALADIES.	HOMMES.	FEMMES.	TOTAL.
Etat adynamique.	18	4	22
Phthisies.	6	14	20
Dysenteries chroniques.	9	4	13
Varioles.	6	0	6
Squirrhes du pilore.	4	1	5
Affections chroniques du poumon.	1	3	4
Anévrismes.	1	2	3
Hydropisies.	1	2	3
Apoplexies.	2	1	3
Arachnites.	2	0	2
Fièvres graves.	1	1	2
Péritonites.	2	0	2
Hémoptysie.	0	1	1
Hépatite chronique.	0	1	1
Pneumonie.	1	0	1
Cancers de l'utérus.	»	1	1
Mort en arrivant.	0	1	1
Total. . . .	54	36	90

Etat des Militaires et Marins entrés pendant l'année 1824.

MALADIES.	NOMBRE.
Embarras des premières et secondes voies. . . .	94
Affections catarrhales.	61
Phthisies et affections chroniques du poumon. .	36
Fièvres bilieuses, putrides, malignes.	29
Fièvres d'accès.	27
Dysenteries.	15
Angines.	14
Fatigue.	14
Rougeoles, varioles, zona et éruptions diverses.	12
Ictères.	10
Pleurésies et pneumonies.	7
Rhumatismes aigus ou chroniques.	7
Hémoptysie.	5
Apoplexies et paralysies.	4
Palpitations.	4
Squirrhe du pylore.	2
Hépatite chronique.	1
Arachnites.	1
Convulsions.	1
Total.	344

État des Militaires et Marins morts pendant l'année 1824.

MALADIES.	NOMBRE.
Phthisies.	8
Fièvres graves.	4
Squirrhes du pylore.	2
Dysenterie.	1
Apoplexie.	1
Arachnite.	1
Total.	17

RÉFLEXIONS SUR LA MORTALITÉ.

D'après les états qui précèdent on voit que le total des malades reçus en 1824 s'élève à deux mille quatre cent trente-quatre, dont quatorze cent quarante-six hommes et neuf cent quatre-vingt-huit femmes. Trois cent quatre-vingts sont morts, dont deux cent dix-neuf hommes et cent soixante et une femmes, ce qui porte la mortalité à un pour six, quatre dixièmes.

Si de cette somme on déduit les militaires et les marins qui forment une classe à part, la proportion des morts sera plus forte, et nous aurons, pour le civil seulement, deux mille quatre-vingt-dix malades et trois cent soixante-trois morts, ce qui fait une mort sur cinq, sept dixièmes.

L'hiver, qui, de toutes les saisons, fournit plus de malades, eut cependant moins de morts, ce qui tient à ce que l'augmentation se composa surtout de maladies aiguës, qui offrent plus de chances de guérison. Le printemps qui survint, donna le plus grand nombre de morts. L'été fut la saison la plus mortelle, car sur un nombre beaucoup moindre elle eut presqu'autant de morts que le printemps. L'automne, qui offrit moins de malades, compta aussi moins de morts. Dans toutes les saisons on admit plus d'hommes que de femmes; les décès suivirent la même proportion. Il ne suffit pas de considérer la mortalité en masse, il faut voir quel est son rapport, suivant les maladies aiguës et chroniques. Je range parmi les affections aiguës, l'embarras des premières et secondes voies, les affections catarrhales, les fièvres continues ou intermittentes, les pneumonies, les éruptions cutanées, les angines, les péritonites et les aiguës, etc. Je partage par moitié les dysenteries, les hydropisies et les apoplexies, parce, que suivant l'état où elles nous viennent, elles peuvent être rangées dans l'une ou l'autre classe. En suivant cette marche, nous trouvons pour les maladies chroniques huit cent vingt-huit et deux cent soixante-treize morts, dont il faut ôter cinquante et un militaires reçus et onze morts. Il reste sept cent soixante-dix-sept malades, et deux cent soixante-deux morts, ou un mort pour deux, neuf dixièmes, proportion qui, tout énorme qu'elle est, n'étonnera point, quand on réfléchira que la plupart de ceux qui viennent dans ce cas sont épuisés par l'âge, la misère, l'inconduite ou le travail; que la plupart ont déjà réclamé plus d'une fois les secours de l'hospice, et qu'ils viennent plutôt y chercher un dernier asile que des remèdes à leurs maux. Si la division que j'adopte fait monter la proportion des morts pour les maladies chroniques, elle doit diminuer proportionnellement celle des maladies aiguës. La même année nous offre un total de seize cents affections aiguës, qui ont produit cent sept morts : si nous déduisons deux cent quatre-vingt-treize militaires du nombre des entrans, et six de celui des morts, il nous restera treize cent treize maladies aiguës et cent un morts : ce qui fait à peu près un sur treize. D'où il résulte que la mortalité de l'hôpital, prise en masse, est d'un sur six, quatre dixièmes; d'un sur cinq, neuf dixièmes pour le civil seulement; que les décès sont d'un tiers sur les maladies chroniques, et d'un treizième sur les maladies aiguës.

Voyons maintenant quels résultats vont nous donner les militaires pris séparément : nous avons trois cent quarante-quatre militaires ou marins admis, et dix-sept morts, ce qui, sur l'ensemble, donne un mort sur vingt. Si nous adoptons la même division que pour le civil, nous trouverons cinquante et une affections chroniques et onze morts, ce qui fait près d'un cinquième, et deux cent quatre-vingt-treize maladies aiguës et six morts ; ce qui réduit la proportion des morts à un sur quarante-huit, six dixièmes ; elle serait encore moindre si les marins ne s'y trouvaient point confondus ; car, sur trente environ qui vinrent dans l'année, il en périt quatre, deux d'affections aiguës, et deux de squirrhe au pylore.

D'où il résulte que la mortalité parmi les militaires et marins a été, en 1824, de un sur vingt pour la masse, de un sur cinq pour les affections chroniques, et d'un sur quarante-huit pour les maladies aiguës. Que l'on rapproche ce résultat de celui que nous avons trouvé pour le civil, et l'on verra quelle est la différence ; cependant c'est la même maison, ce sont les mêmes remèdes, et c'est le même médecin.

Les causes en sont trop palpables pour avoir besoin d'être indiquées. Les malades qu'on nous apporte de la ville, pour des affections aiguës ou chroniques, sont de tout âge, de tout sexe, employés à une foule de métiers plus ou moins destructeurs. Rarement leurs maladies sont pures, rarement nous sommes appelés à donner les premiers soins. Sur des corps usés par l'âge et le besoin, détériorés par des maladies antérieures, le danger doit être plus grand. Abandonnées à elles-mêmes, ou tourmentées, défigurées par des médications intempestives, les maladies du peuple nous arrivent trop souvent après avoir dépassé le temps où l'on pouvait agir avec profit. On a pu se convaincre, par les exemples cités, combien on nous en apporte lorsqu'on désespère du succès, et lorsqu'il semble qu'il n'y a plus que la mort à attendre.

Les militaires, au contraire, sont tous des hommes de vingt à quarante ans, époque de la vigueur et de la santé. Leurs maladies chroniques offriraient le même résultat que pour le civil, si l'on n'obtenait pas des réformes ou des convalescences pour celles qui semblent incurables. Quant aux maladies aiguës, elles nous viennent dès le début, ce qui permet d'en faire avorter un grand nombre. Si quelques secours sont préliminairement administrés, les officiers de santé des régimens, qui les donnent, ne font le plus souvent que ce que nous eussions fait; d'où l'on voit combien il serait peu généreux de se prévaloir des succès de la pratique militaire, relativement à la pratique civile d'un hôpital, pour appuyer l'excellence d'une doctrine particulière.

J'ai établi les relevés que je présente d'après des notes prises chaque jour avec la plus rigoureuse fidélité. S'il s'y était glissé quelqu'erreur, ce ne pourrait être ni relativement aux militaires, qui, peu nombreux, ont un registre à part, qu'il est aisé de constater, ni sur les morts qui, déposés à l'ensevelissoir, ne sont emportés qu'après avoir été ouverts ou au moins visités; ce ne pourrait être que parmi les malades entrés à mon insu, chose presqu'impossible. Je dois aussi prévenir que l'année dont j'offre le résultat, commençant au 22 décembre 1823, pour se terminer au 22 décembre 1824, doit présenter une légère différence avec les registres de la maison, qui commencent au 1er. janvier, pour finir au 31 décembre. Cela fait bien le même nombre de jours, mais ce ne sont plus tout-à-fait les mêmes.

FIN.

Déclaration de M. le docteur Roussel.

J'ai lu, avec autant d'intérêt que de satisfaction, le tableau des maladies qui ont régné, d'après les constitutions de l'année, dans l'Hôtel-Dieu de Rouen, pendant l'année 1824, rédigé par M. Hellis, médecin-adjoint dans cet hospice. Je déclare que je l'ai trouvé conforme à la plus exacte vérité et au plan de traitement que j'ai constamment suivi depuis trente années que j'exerce dans cette maison en qualité de médecin en chef.

Roussel, D. M. M.

Rouen, ce 18 janvier 1825.

TABLE

DES MATIÈRES.

FIN DE LA TABLE.

Imprimerie de GUEFFIER, rue Guénégaud, n°. 31.

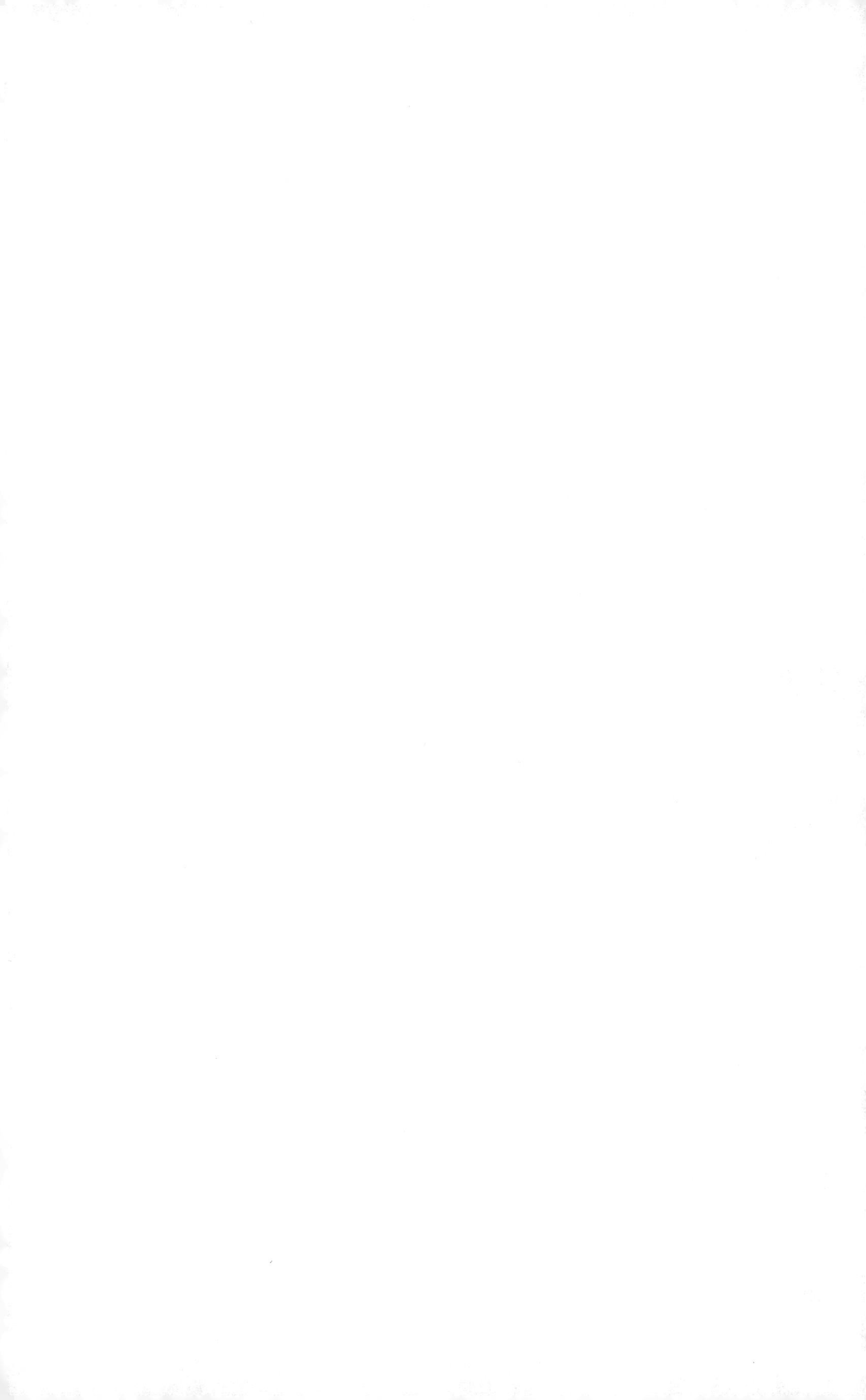

www.ingramcontent.com/pod-product-compliance
Lightning Source LLC
Chambersburg PA
CBHW070300200326
41518CB00010B/1848

* 9 7 8 2 0 1 4 5 1 6 4 4 9 *